JN063331

患者のギモンに答える！てんかん診療のための相談サポートQ&A

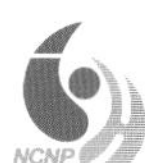

国立精神・神経医療研究センター病院
National Center of Neurology and Psychiatry
てんかんセンター 編集

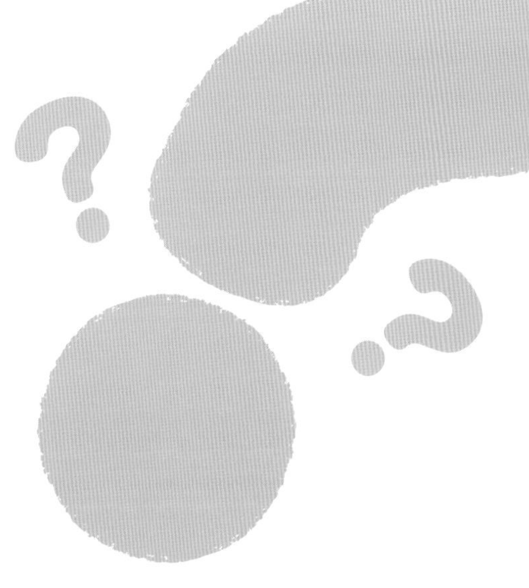

診断と治療社

口　絵

・本項「口絵」は，本書本文中にモノクロ掲載した写真のうち，カラーで呈示すべきものを，本文出現順にならべたものである．
・本項「口絵」に示したページは当該写真の本文掲載ページを表す．

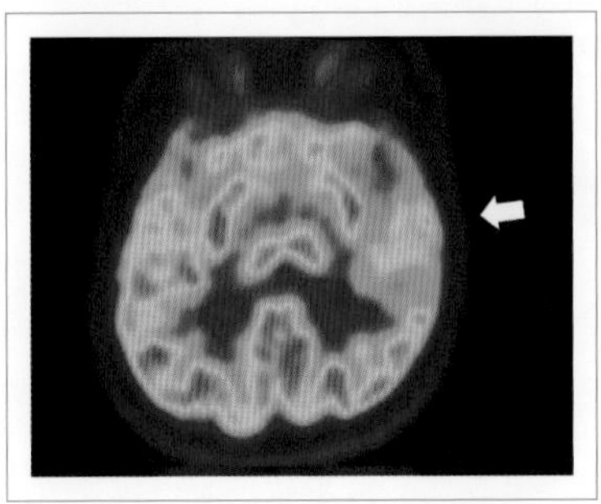

口絵 1　FDG-PET〔p.27参照〕

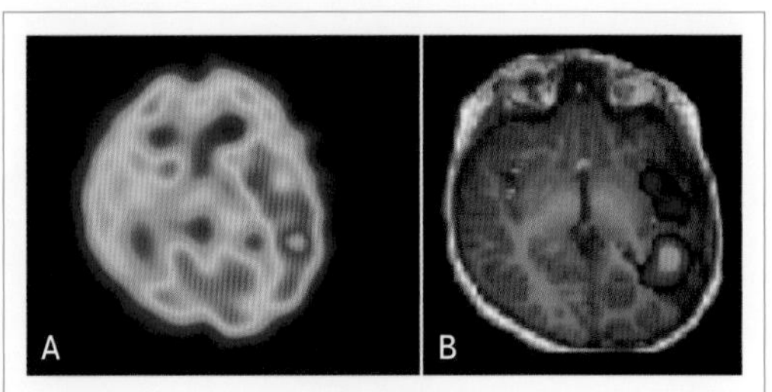

口絵 2　A：発作時脳血流 SPECT
B：SISCOM（発作時 − 発作間欠時）
〔p.27 参照〕

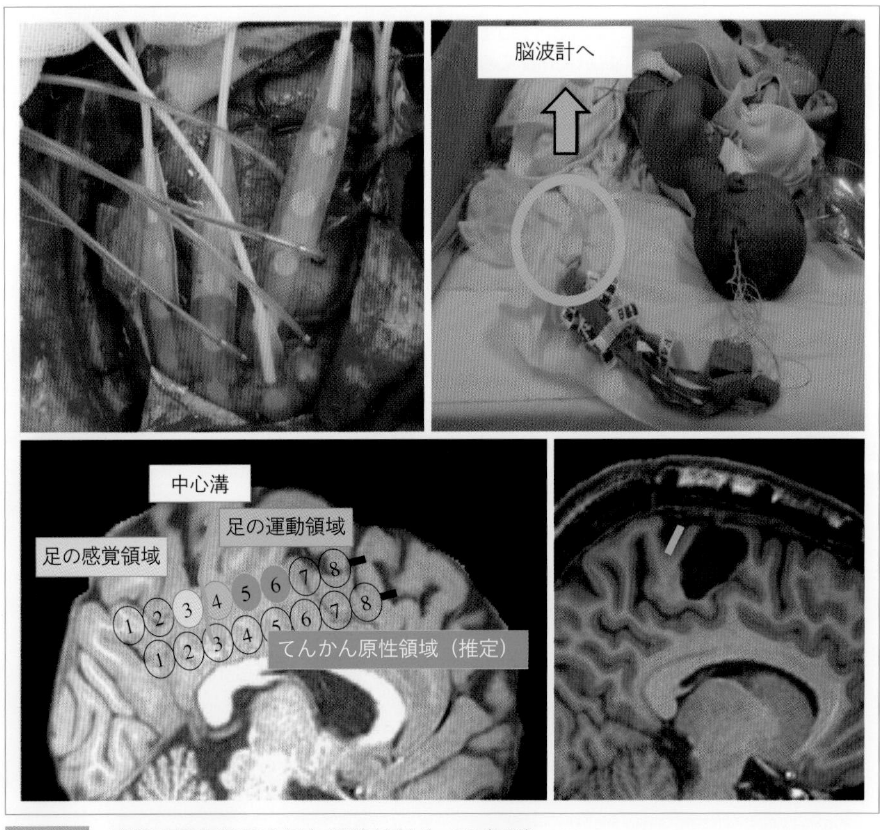

口絵 3　頭蓋内電極留置を経た切除外科〔p.52参照〕

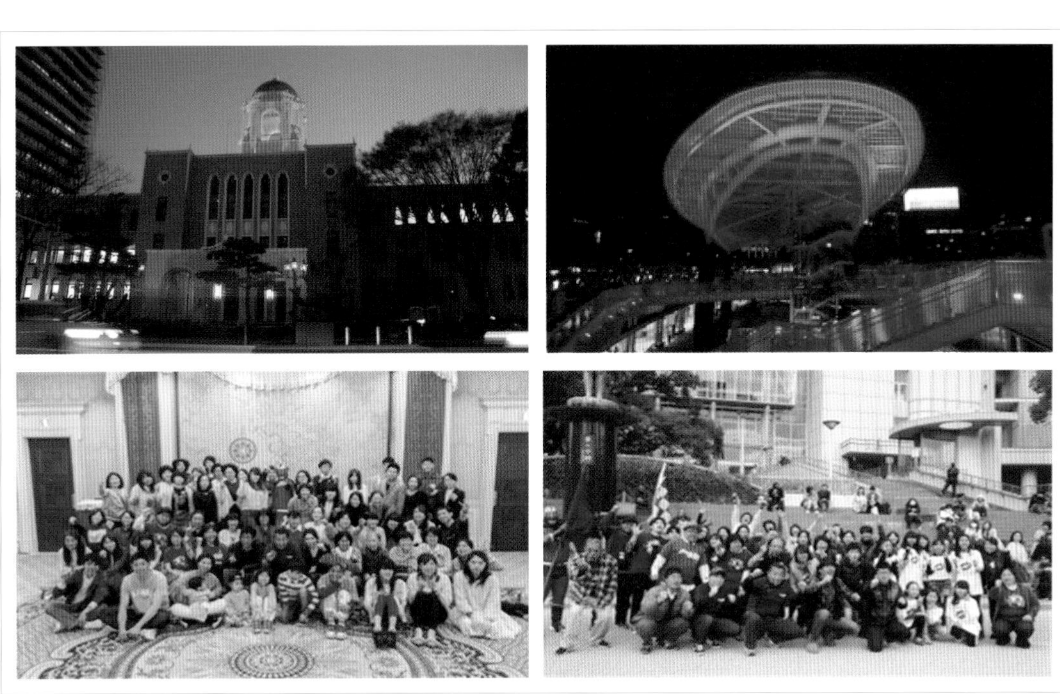

口絵 4　日本各地でのパープルデーイベント〔p.129参照〕

はじめに

てんかんは，小児から高齢者まで，どの年齢でも誰もが発症する可能性がある脳の慢性の疾患です．有病率は0.8～1％で，わが国では約100万人のてんかんがある人がおり，決して珍しくない病気です．高齢化社会に伴い，成人のてんかん発症率が高くなってきました．てんかんのある人の70～80％は，適切な薬による内科治療や難治なてんかんに対する外科的治療を行うことにより発作が抑制され，日常生活や就労を含む社会生活を営むことが可能です．しかしながら，てんかんを診る専門医が不足しており，加えて，てんかんに対する知識不足と偏見から，てんかんのある人の社会進出が妨げられています．また，必ずしも専門的な医療に結びついておらず，実際の治療は小児科，脳神経内科，脳神経外科，精神科など複数の診療科で行われていますが，まだまだ各診療科との連携がとりづらい状況です．さらに，一般医療機関の医師にてんかんに関する診療・情報などが届きにくく，適切な治療が行われにくい状況が続いています．

こうした背景を踏まえ，平成27年度から厚生労働省が「全国てんかん対策地域診療連携整備体制事業」を開始し，各都道府県単位でてんかんに関わる医療機関の調整役となる拠点機関を整備することになりました．国立精神・神経医療研究センター病院(NCNP)がてんかん全国支援センターに指定され，令和3年には，地域のてんかん支援拠点機関は23施設になりました．てんかん患者・家族が地域で安心して診療できるようになること，治療に携わる診療科間での連携がはかられやすいようにすること，行政機関(国・自治体)が整備に携わることで，医療機関間だけでなく多職種(保健所，教育機関など)間の連携の機会を提供することを目指して事業を行っています．

このたび，NCNPでは，高齢化社会に対応して，特に，成人てんかんの包括的診断と治療体制を充実させるために，新たに「てんかん診療部」の設置を行うことになりました．これからのてんかん診療を担う若手の医師(特に精神科，脳神経内科，脳神経外科)やメディカルスタッフの研修，育成の機関として，また思春期から成人，高齢者でてんかんのある人が安心して医療が受けられる施設として，引き続き役割を果たしてまいります．

まさしくちょうどこの機会に，『てんかん診療のための相談サポートQ&A』を発刊することになりました．少しでもこの本が，てんかんに悩まれている多くの人やご家族，てんかんに関わる介護者，医療従事者のお役に立つことを願っています

2021年11月

国立研究開発法人　国立精神・神経医療研究センター病院
特命副院長，てんかん診療部長，てんかんセンター長
中川栄二

編集長挨拶

「てんかんのある人，そして，その家族，友人，職場の仲間が『てんかんって何？』と疑問に思った時に気軽に読める，だけど実際に役立つような本を作りたい」と中川先生から伝えられたのは2020年4月だった．

国立精神・神経医療研究センター病院(NCNP)に着任したばかりで業務が少なく，前任地でも同種類の本にかかわった経験のある僕が何となく企画案を作ることになった．

その後，ちょうど1回目の緊急事態宣言が発出された．「業務縮小せざるを得ない今こそできることをやりましょう」と中川先生から熱いメールをいただいたのを覚えている．

僕ら医療者が想定するような質問ではなく，患者さんや家族が本当に知りたい質問に答えたいと思ったので，相談業務に携わっていらっしゃる日本てんかん協会東京都支部の方たちから意見を聞かせていただいた．病院のなかにいると知ることのできなかった皆さんのニーズや疑問を知ることができて大いに参考になった．

初夏の頃には「診断と治療社」の編集部の皆さんとZOOMで打ち合わせを行いQ & Aの項目を決めた．その頃はまだZOOM面談というものが目新しかったのを覚えている．そしていつの間にか編集長になっていた．

しかし，その後の仕事には苦労は皆無で，ただただ楽しかった．

「この質問だったらこの人に答えてもらおう」，すぐにNCNPのなかで誰に頼むべきかわかったからである．てんかんは老若男女に起こり，さらに合併症も色々で，診断や治療の方法も多様である．当然，質問も多岐にわたるが，幸いNCNPのなかにはそれらの質問に回答できる人材がたくさんいた．そして，皆が中川先生の志に賛同し執筆を快諾してくれた．診療や研究で忙しいが，出版の意図をくみ取って原稿を仕上げてくれた．さすが，その道のプロばかりという感じで，むずかしい内容もわかりやすく書いてくれているので，校正しながら大いに勉強になった．一部，原稿の遅い方は編集部の松田さんがその都度メールしてくれたので，編集長の僕が原稿をせっつく必要はなかった．おかげでNCNP内の人間関係も円満のままであったのも幸いだった．

本当は2021年2月にNCNPが主管の全国てんかんセンター協議会(JEPICA)でのお披露目出版を目指していたが，2020年末からのコロナ再拡大でJEPICAをオンライン開催に切り替えないといけないなどの事態が発生し忙しくなってしまった．JEPICAが終わると，5月のアジアオセアニアてんかん学会準備で忙しくなり，あれよあれよという間に10月のてんかん学会があり，さらに作業は遅れた．

気がつけばコロナワクチン接種も進み，コロナ感染は落ち着きつつある．

さらに僕たちNCNPのなかでは「もっとてんかんに集中しててんかんのあらゆる問題に取り組んでいこう」という目的で「てんかん診療部」ができることになった．

このような，なんとなくよいタイミングでこの本が出版されるのがうれしい．

当初の目的どおり，てんかんで悩んでいる人に一人でも多くこの本が届き，一つでもお役に立ててもらえることがあるならば編集長としてこれ以上の幸せはない．

2021年11月

国立研究開発法人　国立精神・神経医療研究センター病院
谷口　豪

～ポストコロナ時代にもこの本が役立つことを願って

執筆者一覧

■編集

国立精神・神経医療研究センター病院　てんかんセンター

■編集委員長

谷口　豪	国立精神・神経医療研究センター病院　てんかん診療部精神先進医療科

■執筆者（50 音順，肩書略）

飯島　圭哉	国立精神・神経医療研究センター病院　脳神経外科
池谷　直樹	横浜市立大学大学院医学研究科　脳神経外科学
井上　絢香	国立精神・神経医療研究センター病院　小児神経科
岩崎　真樹	国立精神・神経医療研究センター病院　脳神経外科
大竹　将司	国立病院機構　下総精神医療センター　薬剤科
金澤　恭子	国立精神・神経医療研究センター病院　脳神経内科
倉田美枝子	国立精神・神経医療研究センター病院　看護部 3 階南病棟
齋藤　貴志	国立精神・神経医療研究センター病院　小児神経科
佐伯　幸治	国立精神・神経医療研究センター病院　看護部専門看護室
澤　恭弘	国立精神・神経医療研究センター病院 医療連携福祉相談部地域連携医療福祉相談室
須賀　裕輔	国立精神・神経医療研究センター病院　精神リハビリテーション部
住友　典子	国立精神・神経医療研究センター病院　小児神経科
髙山裕太郎	国立精神・神経医療研究センター病院　脳神経外科
田中　優	国立精神・神経医療研究センター病院　精神リハビリテーション部
谷口　豪	国立精神・神経医療研究センター病院　てんかん診療部精神先進医療科
中川　栄二	国立精神・神経医療研究センター病院 てんかんセンター・てんかん診療部・外来診療部
宮川　希	国立精神・神経医療研究センター病院　てんかん診療部
横溝　あゆ	国立精神・神経医療研究センター病院　看護部 3 階南病棟

Contents

第 1 章 てんかんに関する基礎知識　頻 度 ★★★　難易度 ★★★

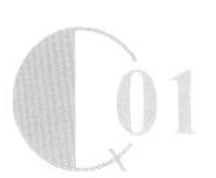

Q01 てんかんとはどんな病気でしょうか？

Keyword：総論，てんかん発作，有病率

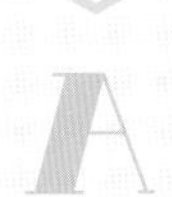

A あらゆる年齢で発症することがあります．有病率は 100 人に 1 人です．

てんかん発作は，図 1 のように，おもに大脳皮質の神経細胞が過度に同期して発火することによる臨床症状を指す[1)]．てんかんは，てんかん発作を反復する慢性の脳疾患である．あらゆる年齢で発症することがあるが，小児と高齢者に多い[2)]．有病率は 100 人に 1 人である．

2 剤目までの薬物療法で発作が抑制される患者は 60～70%である．思春期以降の 1,098 例の未治療のてんかんの検討で，発作が抑制された患者は 1 番目の抗てんかん薬で 50%，2 番目の薬の単剤または併用で 13%だった[3)]．

薬剤抵抗性てんかんでは外科治療の適応が検討される．海馬硬化症のある内側側頭葉てんかんは独立した症候群として最もよい外科治療の適応と考えられ，有意な発作消失が見込まれる．薬剤抵抗性側頭葉てんかんに対する側頭葉切除術により日常生活の支障となる発作が消失する患者の割合は，磁気共鳴映像法（magnetic resonance imaging：MRI）で側頭葉に関連する限局性病変が存在すれば 60～80%，存在しなければ約 50%だった[4)]．

医療スタッフ，家族を含めた周囲の人間がてんかんに対する正しい知識を身につけ，患者に適切に対応することが，患者が普通に日常を過ごすために重要である．

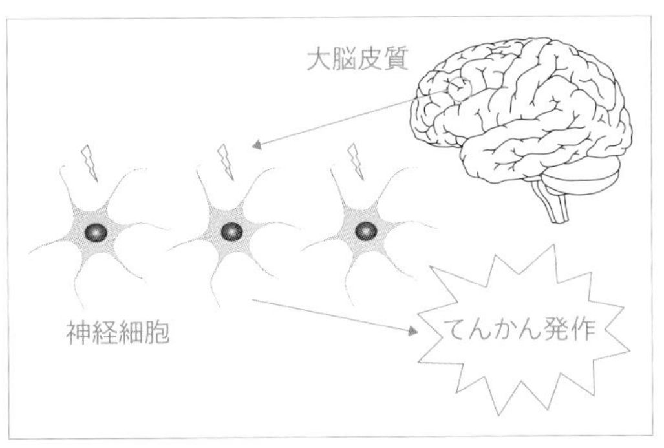

図 1　てんかん発作
てんかん発作は，おもに大脳皮質の神経細胞が過度に同期して発火することによる臨床症状を指す

▶ 文献

1） Blume WT, *et al*.: Glossary of descriptive terminology for ictal semiology: report of the ILAE task force on classification and terminology. *Epilepsia* **42**: 1212-1218, 2001
2） Anderson VE, *et al*.: Genetic heterogeneity in the epilepsies. *Adv Neurol* **44**: 59-75, 1986
3） 第 5 章　薬剤抵抗性てんかんへの対応. *In*. てんかん診療ガイドライン 2018（日本神経学会 監,「てんかん診療ガイドライン」作成委員会 編）．医学書院，52-63，2018
4） 第 9 章　てんかん外科治療. *In*. てんかん診療ガイドライン 2018（日本神経学会 監,「てんかん診療ガイドライン」作成委員会 編）．医学書院，91-102，2018

（金澤恭子）

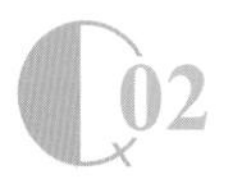

Q02 てんかんの原因にはどんなものがありますか？

Keyword：病因，原因，分類

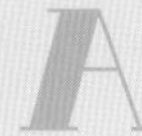

A 構造的，素因性，感染性，代謝性，免疫性，および病因不明の６つの病因カテゴリーがあります．

病因分類にはさまざまなものがあり，図１のように，治療に影響を及ぼす点に重点がおかれ，構造的，素因性，感染性，代謝性，免疫性，および病因不明の６つのカテゴリーがある[1)]．２つ以上の病因カテゴリーに分類される場合もあり，状況によりどの病因に重点をおくか異なる．たとえば結節性硬化症は構造的病因と素因性病因に分類され，前者は外科手術を考える際，後者は遺伝カウンセリングや mTOR（mammalian target of rapamycin）阻害薬などの新規治療薬を検討する際に重要となる．

構造的病因の概念は，構造的異常によりてんかんの発症リスクが高まるという事実に基づいている．外傷，奇形，腫瘍，脳血管障害などがある．

素因性てんかんは，遺伝子異常が直接てんかんの原因となり，発作が疾患の中核症状となるものである．Dravet 症候群，素因性てんかん熱性けいれんプラス（genetic epilepsy with febrile seizures plus：GEFS+），良性家族性新生児てんかん，常染色体優性夜間前頭葉てんかんなどがある．

感染性病因は世界で最も多く，感染の結果としててんかんを発症するものである．サイトメガロウイルスなどの先天性感染，結核，HIV，亜急性硬化性全脳炎などがある．

さまざまな代謝異常症がてんかんと関連しており，ポルフィリン症，尿毒症，アミノ酸代謝異常症，大脳葉酸欠乏症などがある．

免疫性てんかんは，免疫性疾患が直接てんかんの原因となり，発作が疾患の中核症状となるものである．抗 N-メチル-D-アスパラギン酸（N-methyl-D-aspartate：NMDA）受容体脳炎や抗 LGI1（leucine-rich glioma-inactivated 1）抗体脳炎などがある．

「病因不明」とは，てんかんの原因が明らかになっていないことを意味する．原因を明らかにできるかは各国の医療環境により異なるため，今後の改善が望まれる．

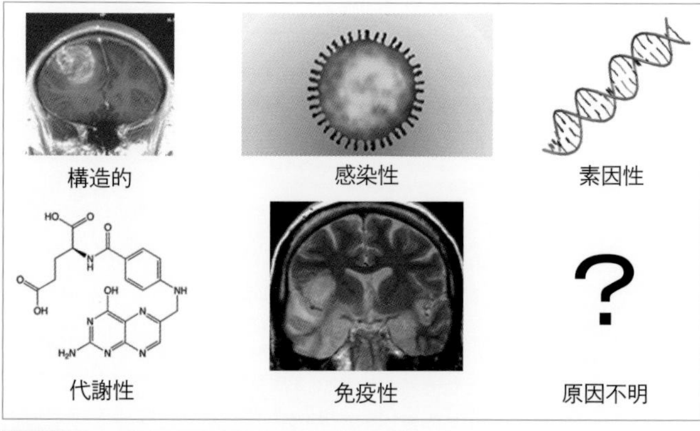

図１　てんかんの病因
構造的，素因性，感染性，代謝性，免疫性，および病因不明の６つのカテゴリーがある

▶ 文献

1）Scheffer IE, *et al.*: ILAE classification of the epilepsies: Position paper of the ILAE Commission for Classification and Terminology. *Epilepsia* **58**: 512-521, 2017

（金澤恭子）

第1章 てんかんに関する基礎知識　頻度 ★★★　難易度 ★★★

Q03 てんかんは遺伝しますか？

Keyword：病因，遺伝，遺伝子

A 親がてんかんの場合，その子がてんかんを発症する頻度は4〜6％で，一般の2〜3倍だが，てんかんの成因により頻度が異なります．てんかん全体としての明らかな遺伝形式はありません．

遺伝子がてんかん発症に大きく関係することは少ない[1]．したがって，患者や家族が遺伝負因について過剰な不安や誤解をもたないようにする必要がある．

てんかんの家系調査では，常染色体優性や劣性遺伝，伴性遺伝などの明らかな遺伝形式をとる家系(てんかん症候群)もあるが，てんかん全体としての明らかな遺伝形式はない．てんかん症候群でも家系内の有病率や脳波異常の出現率は異なり，多くの因子が発症に関与していると考えられる．

一般人口の20歳までの発症率は1〜2%であるが，患者の子孫の発症率は6%である．母がてんかんの場合，および両親の一方に欠神発作がある場合の発症率は8〜9%とさらに高い．

種々のてんかん症候群で，さまざまな遺伝子変異が明らかになっている(表1)．Dravet症候群では，臨床症状により診断に至るより前の早い段階から，*SCN1A*の遺伝子検査を行うことにより適切な治療の選択や遺伝カウンセリングを行うことができるため有用である．

▶ 文献

1）第17章　てんかんと遺伝．*In.* てんかん診療ガイドライン2018(日本神経学会 監,「てんかん診療ガイドライン」作成委員会 編)．医学書院，163-167，2018

(金澤恭子)

表1　てんかん症候群の責任遺伝子

てんかん症候群	遺伝子座	責任遺伝子
進行性ミオクローヌスてんかん		
歯状核赤核淡蒼球ルイ体萎縮症(dentatorubo-pallido-luysian atrophy: DRPLA)	12p13.31	*ATN1*
赤色ぼろ線維を伴うミオクローヌスてんかん(myoclonic epilepsy with ragged red fibers: MERRF)	mtDNA	*MT-TK* *MT-TL1* *MT-TF* *MT-TI*
	13q34	*CARS2*
Unverricht-Lundborg病	21q22.3 12q12 4q21.1 17q21.32	*CSTB* *PRICKLE1* *SCARB2* *GOSR2*
Lafora病	6q24.3 6p22.3	*EPM2A* *EPM2B*
その他		
Angelman症候群	15q11-13	*UBE3A*を含む欠失
Rett症候群	Xp28 14q12	*MECP2* *FOXG1*
Dravet症候群(乳児重症ミオクロニーてんかん)	2q24 2q24.3 5q34-q35	*SCN1A* *GABRG2* *GABRA1* *CHD2*
	9q34.1	*STXBP1*

遺伝子診断が臨床的に有用なてんかん症候群は，遺伝子異常の同定が確定診断につながる進行性ミオクローヌスてんかん，Angelman症候群，Rett症候群，Dravet症候群など一部に限られる

　　頻　度　★★　　難易度　★★

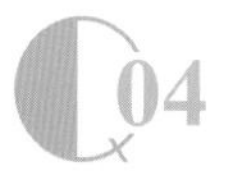

てんかんはどのようにして診断されるのですか？

Keyword：診断，問診，急性症候性発作

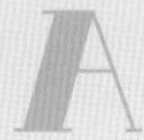

問診による病歴聴取が最も大事です．それに，脳波と画像検査(MRI)の結果をあわせて診断されます．

1 問診

1) 目撃者の情報が大事

てんかんの診断において最も重要なのは，問診による病歴聴取である．医師が発作の現場を目撃する機会はほとんどなく，発作を起こした患者，およびそれを目撃した他者の話を聞いて，てんかん発作であったか否かを推察する．発作時の体の動き(けいれんの有無，硬直していた，脱力していたなど)，誘因があったか(過度な疲労や睡眠不足など)，発作を覚えているか，発作中にどのような感覚があったか(自覚症状)，意識レベルはどうだったか(反応があったか)，発作症状の経過と持続時間，完全に回復するまでにかかった時間などが問診をする際のポイントである．患者本人は発作を記憶していないことも多いので，家族や友人，同僚など，発作の目撃者から情報を得ることが極めて大事である．このため，初診時には本人だけでなく，家族や目撃者も一緒に受診してもらう．目撃者の情報がないとてんかんの診断はむずかしいことが多い．なお，医師が発作を「みる」ことは診断に直結する．現代は，スマートフォンが普及し，すぐに動画を撮像できる時代である．患者の訴える発作がてんかんか否か判断に迷うときは，動画を撮像して持参してもらうことが極めて有用である．

2) 急性症候性発作はてんかんではない

脳障害の急性期に誘発されて起こるてんかん発作を急性症候性発作とよぶ．急性症候性発作は，原因となっている脳障害が治ればてんかん発作を生じなくなる状態であり，てんかんとは区別される．急性症候性発作の原因には，脳卒中，重症頭部外傷，急性アルコール中毒やアルコール離脱，中枢神経感染症などがある．たとえば，初めて全身けいれんを起こした患者が受診し，頭部 CT 検査を実施したところ脳出血を認めた．これは，脳出血による急性期症状として全身けいれんを起こしたのであって，必ずしもてんかんではない．

てんかんは，特別な誘因なくてんかん発作を繰り返す病気である．初回のてんかん発作は急性症候性発作や孤発発作(生涯 1 回のみの発作)の可能性があり，原則として 2 回以上の発作があって初めててんかんと診断する．

3) てんかんの診断は慎重に

病歴聴取と経過からてんかんと断定できない場合には，他の疾患との鑑別診断が大事である．てんかんの病名は，自動車運転の制限や就労に対する障壁，社会的な偏見につながることがあり，診断には十分な注意が必要である．疑わしいだけのときには，てんかんの可能性と生活上の注意をよく説明したうえで，診断を留保する場合もある．てんかん診療ガイドライン 2018 では，てんかんの確定的な診断は専門家

が行うことを推奨している[1)].

2 脳波

病歴聴取に加えて，診断の補助として脳波と頭部MRI検査が実施される(図1)．脳波検査や頭部MRI検査の結果だけでてんかんが診断されることはなく，必ずてんかんを疑う病歴が必要である．病歴からてんかんが疑われた患者の脳波にてんかん性放電が認められれば，てんかんの診断はより確かなものになる．また，てんかん性放電の分布によっては，てんかんの分類が可能になることもある．しかし，脳波検査は感度の低い検査であり，てんかんの患者が初回の脳波検査でてんかん性放電を認める可能性は40%程度とされる[2)]．脳波に異常がないからてんかんが否定されるわけではない．

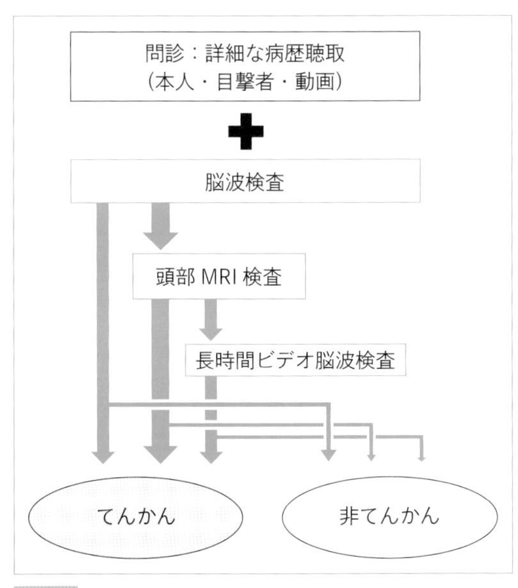

図1 てんかん診断のフロー
病歴聴取と脳波は必須であり，必要に応じて頭部MRIや長時間ビデオ脳波が実施される．矢印の太さは患者数をイメージしており，多くの患者は診断のために脳波と頭部MRIを検査する．

3 画像検査(MRI)

頭部MRIは，てんかんの原因となる病巣の有無を調べる目的で実施する．病歴と脳波で診断が確定する場合には必要ない検査である．しかし，てんかんに占める焦点てんかんの割合は高く，皮質形成障害や海馬硬化症，脳腫瘍，海綿状血管腫など原因となりうる病変の有無を検査しておくことは重要である．特に，高齢者の複雑部分発作(焦点意識減損発作)などは発作が目立たないために認知症と間違われ，脳波やMRIなどの補助検査で診断に至ることがある．

4 長時間ビデオ脳波検査

てんかんの確定診断，もしくは除外診断(てんかんではないことを示す)には長時間ビデオ脳波が実施される．長時間ビデオ脳波は，入院して脳波とビデオを24時間以上持続して記録する検査である．検査期間中に患者が発作を生じ，そのときの脳波にてんかん性放電があればてんかんの確定診断となる．脳波の異常がなく，かつ発作症状がてんかんに特徴的でなければ，てんかんが否定される．限られた検査時間に発作を記録する必要があるので，ある程度発作の多い患者でないと有効な検査にならない．

▶ 文献

1) 第1章　てんかんの診断・分類，鑑別(REM睡眠行動異常症を含む)．*In*. てんかん診療ガイドライン2018(日本神経学会 監，「てんかん診療ガイドライン」作成委員会 編)．医学書院，2-16, 2018
2) Krumholz A, *et al*.: Practice Parameter: evaluating an apparent unprovoked first seizure in adults (an evidence-based review): report of the Quality Standards Subcommittee of the American Academy of Neurology and the American Epilepsy Society. *Neurology* **69**: 1996-2007, 2007

(岩崎真樹)

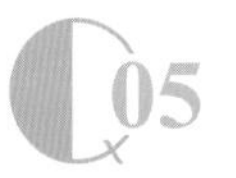

てんかん発作はどんなものがありますか？（ILAE2017 分類に基づいて）

Keyword：焦点（起始）発作，全般（起始）発作，てんかんの消失

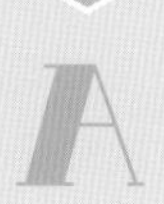

2017 年に国際抗てんかん連盟（ILAE）は，てんかん発作とてんかん分類に関する新たな提言を行いました．また，てんかんの消失についても明らかにしました．この新しいてんかん発作分類が世界の共通用語となります．

2017 年に国際抗てんかん連盟（ILAE）の用語・分類委員会は，てんかん発作とてんかん分類に関する新たな提言を行った．これまでは，てんかん発作は 1981 年分類が，てんかんは 1989 年分類が用いられてきたが，今後はこの新しい 2017 年分類が国際標準になる．てんかんの診断は次の 3 つのステップで行う．第 1 段階ではてんかん発作型を分類し，第 2 段階ではてんかん類型，すなわち焦点てんかん，全般てんかん，焦点および全般の合併てんかん，そして焦点不明のてんかんを分類する．第 3 段階では，特徴的な発作症状，脳波所見，脳画像所見などが一定のまとまりを示す特異的てんかん症候群を診断する．

1　てんかんの新しい定義

1960 年に，Lennox WG らが「てんかんとは突発性の大脳のリズム異常として表現される脳の病気である」と定義し，てんかんの臨床的・電気生理学的概念を確立した．1973 年には，Gastaut H が編集し WHO から出版されたてんかん辞典で，「てんかんは，さまざまな原因でもたらされる慢性脳疾患で，脳ニューロンの過剰な発射に由来する反復性の発作を主徴とし，それに多種多様な臨床症状および検査所見を伴う」と記述され，これが今日の標準的なてんかんの定義となった．2005 年，Fisher らは国際抗てんかん連盟（ILAE）から，てんかんの概念的定義として「てんかん発作を生じさせる持続性な病態と，それによる神経生物学的，認知的，心理学的，および社会的な帰結を特徴とする」を提言した．この概念的定義が実際の臨床に適用するには曖昧であるという臨床家からの批判に対して，2014 年に Fisher らは ILAE の公的報告として，てんかんの臨床的定義を，24 時間以上離れて生じる少なくとも 2 回の非誘発（あるいは反射）発作，および 1 回の非誘発（あるいは反射）発作と，以降 10 年間にわたって高い発作再発リスクの存在という新しい 2 つの定義を公表した．新しい定義は，1 回の非誘発性発作を起こした後でも，それ以外に発作閾値を持続的に低下させる可能性が高く，結果的に再発リスクを高めるような要因を有している患者には，てんかんと診断できることを意味している．2014 年 ILAE 定義の新しい概念では，てんかん発作を繰り返すことが前提であったてんかんの診断が，1 回のみの発作であっても再発リスクが高い場合はてんかんと診断してよいこととなった．さらに，2014 年 ILAE てんかんの臨床的定義で特筆すべきは，てんかんの消失（resolved）をはじめて定義したことである．てんかんの消失を，「年齢依存性てんかん症候群が一定の年齢に達した場合や，10 年間発作がなく，後半の 5 年間は薬物を服用していない場合」とした．「消失（resolved）」は，「寛解（remission）」や「治癒（cure）」に対する従来的な考え方と必ずしも同一でない．ILAE は今回のてんかんの臨床的定義の変更が，特定の治療の変更を求めているわけではないと強調している．この新しいてんかんの臨床的定義は，発作再発リスクへの関心を臨床家に高めさせ，早期診断を可能にし，発作再発による不必要な外傷や社会的損失を避けることができるのではないかと述べている（表 1）．

表 1　国際抗てんかん連盟（ILAE）：てんかんの定義の変遷

	てんかんの定義の変遷
1960 年 Lennox WG ら	てんかんとは突発性の大脳のリズム異常として表現される脳の病気である
1973 年 Gastaut H	てんかんは，さまざまな原因でもたらされる慢性脳疾患で，脳ニューロンの過剰な発射に由来する反復性の発作を主徴とし，それに多種多様な臨床症状および検査所見を伴う
2005 年 ILAE[1]	**てんかんの概念的定義** てんかん発作を生じさせる持続性な病態と，それによる神経生物学的，認知的，心理学的，および社会的な帰結を特徴とする脳の障害で，少なくとも 1 回のてんかん発作の発現を必要とする
2014 年 ILAE[2]	**(1) てんかんの操作的（実地的）な臨床的定義** 1．24 時間以上離れて生じる少なくとも 2 回の非誘発（あるいは反射）発作 2．1 回の非誘発（あるいは反射）発作と，以降 10 年間にわたって高い発作再発リスク（2 回の非誘発発作後の発作再発リスクと同等の少なくとも 60%）が存在する **(2) てんかんの消失（resolved）** 年齢依存性てんかん症候群が一定の年齢に達した場合や，10 年間発作がなく，後半の 5 年間は薬物を服用していない場合

2　てんかん発作型とてんかん類型・分類

改訂の要点

① ILAE は，発作型分類との連動を意図して，てんかん分類の枠組みの改訂版を発表した．

② 診断は，「発作型」，「てんかん類型」（焦点性てんかん，全般てんかん，全般てんかんと焦点性てんかんの合併，不明），「てんかん症候群」の 3 つのレベルで行う．

③ 病因診断は患者の初診時から検討すべきであり，また診断経路の各ステップ段階でも検討すべきである．1 人の患者のてんかんが 2 つ以上の病因カテゴリーに分類される場合もある．

④ 「良性」という用語は「自然終息性」と「薬剤反応性」という用語に置き換えて状況に応じて適宜使用する．「発達性およびてんかん性脳症」という用語は，そのまま，あるいは「発達性脳症」「てんかん性脳症」という形で適宜使用することができる．

ILAE は 2010 年にてんかんに関する用語（表 2）[3~8] や概念の見直しを行い，てんかん焦点が特定の神経回路に存在することを強調した．そして，てんかん焦点が片側半球の神経回路に存在するものを焦点起始てんかん，両側半球にまたがる神経回路に存在するものを全般起始てんかんとよぶことを提言した．さらに，部分発作を意識障害の有無で単純部分発作と複雑部分発作と分類することの曖昧さが指摘されていたため，焦点発作は発作症状の現象そのものを記述することを推奨した定義となった．2017 年の発作分類は 1981 年分類を基本とし，2010 年の指摘を考慮して，てんかん発作を焦点起始発作，全般起始発作，および起始不明発作の 3 分類とし，いずれにも運動要素を伴う運動発作と伴わない非運動発作がある（図 1）．意識（consciousness）とは周囲や自分への気づき，反

表2　ILAEによる重要な用語改定

旧用語	新用語・代替用語
Partial seizure 部分発作	Focal(onset)seizure 焦点(起始)発作
Partial epilepsy/Localization-related epilepsy 部分(局在関連)てんかん	Focal epilepsy 焦点てんかん
Simple partial seizure 単純部分発作	Focal aware seizure 焦点意識保持発作
Complex partial seizure 複雑部分発作	Focal impaired awareness seizure 焦点意識減損発作
Secondarily generalized seizure 二次性全般化発作	Focal to bilateral tonic-clonic seizure 焦点起始両側強直間代発作
Benign(epilepsy) 良性(てんかん)　→廃止	Self-limited(epilepsy)自然終息性(てんかん) Pharmacoresponsive(epilepsy)薬剤反応性(てんかん)
Malignant, Catastrophic(epilepsy)悪性，破局的 →廃止	
Early-onset epileptic encephalopathy(EOEE) 早期発症てんかん性脳症 Early infantile epileptic encephalopathy(EIEE) 早期乳児てんかん性脳症	Developmental and epileptic encephalopathy(DEE) 発達性てんかん性脳症
Idiopathic 特発性，Cryptogenic 潜因性， Symptomatic 症候性　→基本的に廃止	Genetic 素因性，Structural 構造的，Metabolic 代謝性，Immune 免疫性，Infectious 感染性，Unknown 病因不明のいずれかへ分類
Idiopathic generalized epilepsy(IGE) 特発性全般てんかん	Idiopathicはgeneticとなったが下記四症候群についてのみIGEの継続使用可 ・Childhood absence epilepsy 小児欠神てんかん， ・Juvenile absence epilepsy 若年欠神てんかん， ・Juvenile myoclonic epilepsy 若年ミオクロニーてんかん， ・Epilepsy with generalized tonic-clonic seizures alone 全般強直間代発作のみを示すてんかん

〔Scheffer IE, *et al.*: ILAE classification of the epilepsies: Position paper of the ILAE Commission for Classification and Terminology. *Epilepsia* **58**: 512-521, 2017／Fisher RS, *et al.*: Operational classification of seizure types by the International League Against Epilepsy: Position Paper of the ILAE Commission for Classification and Terminology. *Epilepsia* **58**, 522-530, 2017／Fisher RS, *et al.* Instruction manual for the ILAE 2017 operational classification of seizure types. Epilepsia **58**: 531-542, 2017／中川栄二，他(日本語訳監修)：ILAEてんかん分類：ILAE分類・用語委員会の公式声明．てんかん研究**37**：6-14, 2019／中川栄二，他(日本語訳監修)：国際抗てんかん連盟によるてんかん発作型の操作的分類：ILAE分類・用語委員会の公式声明．てんかん研究**37**：15-23，2019／中川栄二，他(日本語訳監修)：ILAE2017年てんかん発作型の操作的分類の使用指針．てんかん研究**37**：24-36，2019〕

応性，記憶を含む複雑な現象であるため，その一構成要素である気づきあるいは自覚・認識(awareness)の有無に基づいて，焦点起始発作を二分した．そして，従来の認知障害発作，単純部分発作，複雑部分発作，精神発作，二次性全般化発作の用語がなくなり，新たに焦点起始発作の運動起始発作には自動症発作(automatisms)や運動亢進発作(hyperkinetic)，非運動起始発作には自律神経発作(autonomic)，動作停止発作(behavior arrest)，認知発作(cognitive)，情動発作(emotional)，感覚発作(sensory)などが記載された．運動発作である脱力発作(atonic)，間代発作(clonic)，てんかん性スパズム(epileptic spasms)，ミオクロニー発作(myoclonic)，強直発作(tonic)は，焦点起始発作でも全般起始発作でも起こりうる．全般起始発作の運動発作には新たにミオクロニー脱力発作(myoclonic-atonic)やミオクロニー強直間代発作(myoclonic-tonic-clonic)が記載され，非運動発作には定型欠神発作(typical absence)や非定型欠神発作(atypical absence)に加えて，ミオクロニー欠神発作(myoclonic absence)や眼瞼ミオクロニー欠神発作(eyelid myoclonia absence)が記載された．焦点起始から両側強直間代発作へ移行する発作は焦点(起始)両側強直間代発作(focal to bilateral tonic-clonic seizure：FBTCS)とよば

ILAE 2017 Classification of Seizure Types Expanded Version

焦点起始発作 Focal Onset	全般起始発作 Generalized Onset	起始不明発作 Unknown Onset
焦点意識保持発作 Aware / 焦点意識減損発作 Impaired Awareness	**全般運動発作 Motor** 強直間代発作 toic-clonic 間代発作 clonic 強直発作 tonic ミオクロニー発作 myoclonic ミオクロニー強直間代発作 myoclonic-tonic-clonic ミオクロニー脱力発作 myoclonic-atonic 脱力発作 atomic てんかん性スパズム epileptic spasms	**起始不明運動発作 Motor** 強直間代発作 toic-clonic てんかん性スパズム epileptic spasms **起始不明非運動発作 Non-Motor** 動作停止発作 behavior arrest
焦点運動起始発作 Motor Onset 自動症発作 automatisms 脱力発作 atonic 間代発作 clonic てんかん性スパズム epileptic spasms 運動亢進発作 hyperkinetic ミオクロニー発作 myoclonic 強直発作 tonic **焦点非運動起始発作 Non-motor Onset** 自律神経発作 autonomic 動作停止発作 behavior arrest 認知発作 cognitive 情動発作 emotional 感覚発作 sensory	**全般非運動発作(欠神発作) Non-Motor(Absences)** 定型欠神発作 typical 非定型欠神発作 atypical ミオクロニー欠神発作 myoclonic 眼瞼ミオクロニー eyelid myoclonia	**分類不能発作 Unclassified**
焦点起始両側強直間代発作 focal to bilateral tonic-clonic		

図1 ILAE 2017 発作型分類 拡張版

れ，全般強直間代発作は従来と同様にGTCS (generalized tonic-clonic seizure)とよばれる．

▶ 文献

1) Fisher RS, *et al.*: Epileptic seizures and epilepsy: definitions proposed by the International League Against Epilepsy (ILAE) and the International Bureau for Epilepsy (IBE). *Epilepsia* **46**: 470-472, 2005
2) Fisher RS, *et al.*: ILAE official report: a practical clinical definition of epilepsy. *Epilepsia* **55**: 475-482, 2014
3) Scheffer IE, *et al.*: ILAE classification of the epilepsies: Position paper of the ILAE Commission for Classification and Terminology. *Epilepsia* **58**: 512-521, 2017
4) Fisher RS, *et al.*: Operational classification of seizure types by the International League Against Epilepsy: Position Paper of the ILAE Commission for Classification and Terminology. *Epilepsia* **58**, 522-530, 2017
5) Fisher RS, *et al.* Instruction manual for the ILAE 2017 operational classification of seizure types. Epilepsia **58**: 531-542, 2017
6) 中川栄二，他(日本語訳監修)：ILAEてんかん分類：ILAE分類・用語委員会の公式声明．てんかん研究 **37**：6-14，2019
7) 中川栄二，他(日本語訳監修)：国際抗てんかん連盟によるてんかん発作型の操作的分類：ILAE分類・用語委員会の公式声明．てんかん研究 **37**：15-23，2019
8) 中川栄二，他(日本語訳監修)：ILAE2017年てんかん発作型の操作的分類の使用指針．てんかん研究 **37**：24-36，2019

(中川栄二)

てんかんはどのように分類されますか？（ILAE2017 分類に基づいて）

Keyword：焦点てんかん，全般てんかん，全般焦点合併てんかん

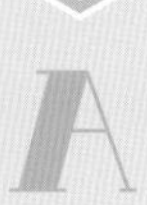

2017 年のてんかんの診断では，てんかんの診断は 3 つの段階から分類されることになりました．第 1 段階ではてんかん発作型を分類し，第 2 段階ではてんかん病型，第 3 段階ではてんかん症候群を診断することになりました．

2017 年のてんかん分類は，てんかんの診断が 3 つの段階から分類される（図 1）[1〜6]．第 1 段階ではてんかん発作型を分類し，第 2 段階ではてんかん類型，すなわち焦点てんかん，全般てんかん，焦点および全般の合併てんかん，そして焦点の不明てんかんに分類する．第 3 段階では，特徴的な発作症状，脳波所見，脳画像所見などが一定のまとまりを示す特異的てんかん症候群を診断する流れとなった．既知のてんかん症候群に当てはまらない場合は第 2 段階のてんかん類型の診断のみでよい．従来の「良性（benign）てんかん」の用語は廃止され，代わりに「自然終息型（self-limited）あるいは薬物反応性（pharmacoresponsive）てんかん」とよぶことになった．「てんかん性脳症」の用語は引き続き用いられ，てんかん性放電そのものによって認知行動などの障害が進行性に増悪する病態を示す用語である．これに加えて，発達とともに遅れや退行が生じる場合は「発達性およびてんかん性脳症（developmental and epileptic

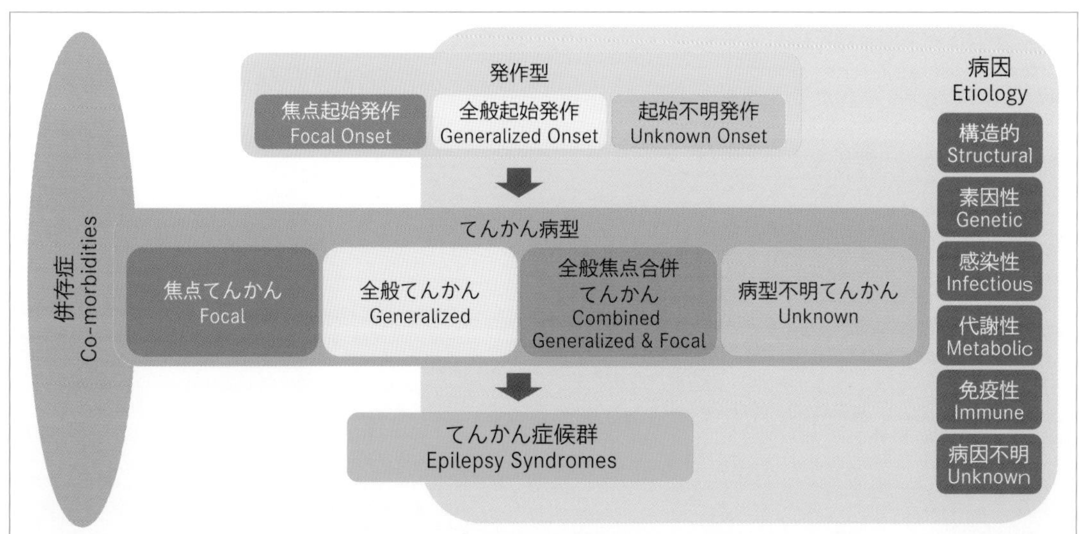

図 1　ILAE てんかん分類体系 2017

〔Scheffer IE, *et al.*: ILAE classification of the epilepsies: Position paper of the ILAE Commission for Classification and Terminology. *Epilepsia* **58**: 512-521, 2017／Fisher RS, *et al.*: Operational classification of seizure types by the International League Against Epilepsy: Position Paper of the ILAE Commission for Classification and Terminology. *Epilepsia* **58**, 522-530, 2017／Fisher RS, *et al.* Instruction manual for the ILAE 2017 operational classification of seizure types. Epilepsia **58**: 531-542, 2017／中川栄二，他（日本語訳監修）：ILAE てんかん分類：ILAE 分類・用語委員会の公式声明．てんかん研究 **37**：6-14, 2019／中川栄二，他（日本語訳監修）：国際抗てんかん連盟によるてんかん発作型の操作的分類：ILAE 分類・用語委員会の公式声明．てんかん研究 **37**：15-23, 2019／中川栄二，他（日本語訳監修）：ILAE2017 年てんかん発作型の操作的分類の使用指針．てんかん研究 **37**：24-36, 2019〕

encephalopathy)」とよばれる．また，てんかん発症の病因(etiology)として脳の構造異常(structural)，素因(genetic)，感染(infectious)，代謝(metabolic)，免疫(immune)，および不明(unknown)の6つに分類された．また，知的能力症や限局性学習症，自閉スペクトラム症や精神症状，運動機能障害，睡眠障害など，身体的，精神的併存症についても診断，評価することにより，てんかんを包括的に診断，治療することが提言された．これらはてんかん発作分類，てんかん類型分類，てんかん症候群診断の3つの段階のいずれにおいても検討され，これにより早期診断と適切な治療に結びつくことが期待される．

1 新しいてんかんの分類

① 発作型：これまでの部分発作は「焦点起始発作」，全般発作は「全般起始発作」と用語が改訂変更された．用語が変更された理由は「部分」の意味が曖昧で，発作の一部分とか部分的な症状といった誤解をもたらす表現であることや，「焦点」のほうが，発作が発生する脳の部位といったニュアンスを示すのにより適しているからである．「起始不明発作」は全般か焦点か判断できない場合に分類することになった(表1)．

② てんかん病型：発作型が決まれば病型が診断される．全般起始発作だけなら「全般てんかん」，焦点起始発作だけなら「焦点てんかん」となる．新しい分類では，両方のてんかん発作型が認められる場合には，「全般焦点合併てんかん」と表記することになった．「分類不明てんかん」はてんかん発作型の場合と同じく，情報が足りずてんかん分類が明確にできない場合に用いる(表2)．

③ てんかん症候群：発症年齢，てんかん発作型，脳波所見，治療への反応性，原因や予後などのうち，いくつかの共通症状でグループ化できる場合，「～症候群」と分類する．たとえば，Lennox-Gastaut症候群，Dravet症候群，West症候群などがその代表例である．症候群が決まると治療方針や今後の見通しが立てやすくなるなどの利点がある．

④ 病因：てんかんを引き起こす原因の分類である．これまでは症候性(てんかん発症の原因が明らかな場合)，特発性(遺伝的要因や体質からくると考えられる場合)，潜因性(症候性と考えられるが原因が明確でない場合)という曖昧なものであった．近年の医学の進歩で，てんかんの原因がわかるようになったた

表1 発作型分類の手順

STEP 1 発作起始の分類	分類可能(確信度80％以上)→ focal onset seizure 焦点起始発作 あるいは generalized onset seizure 全般起始発作(「onset 起始」は省略可) 分類不可(情報不足，確信度80％未満)→ unknown onset seizure 起始不明発作(可能となった時点で焦点／全般へ再分類)
STEP 2(任意) 意識状態の分類 (焦点起始発作のみ)	発作を通じて意識減損なし → focal aware seizure 焦点意識清明発作 発作中に短時間でも意識減損あり → focal impaired awareness seizure 焦点意識減損発作
STEP 3(任意) 発作症候の分類	(焦点起始発作)起始症候で分類 → focal motor onset seizure 焦点運動起始発作 または focal nonmotor onset seizure 焦点非運動起始発作(「onset 起始」は省略可) (全般起始発作) generalized motor seizure 全般運動発作 または generalized nonmotor seizure(absence seizure)全般非運動発作(欠神発作)
TIPS 発作型の 記載方法	①起始分類→意識分類(焦点発作のみ)→症候分類の順に記載　②情報の明らかな用語は省略可(例 generalized absence seizure 全般欠神発作→ absence seizure 欠神発作，focal motor tonic seizure 焦点運動強直発作→ focal tonic seizure 焦点強直発作)　③発作型名に加え記述用語や自由記載による追加説明が推奨される．

表2　てんかん発作型分類（ILAE 2017）

発作起始による分類	意識状態による分類	基本版での症候分類	拡張版でさらに特定されている症候分類	伝播様式による発作型
Focal onset seizure 焦点起始発作 （旧用語：Partial seizure 部分発作）	Focal aware seizure (FAS) 焦点意識保持発作 （旧用語：Simple partial seizure 単純部分発作）	Focal motor onset seizure (FMS) 焦点運動起始発作	Focal automatisms seizure 焦点自動症発作 Focal atonic seizure 焦点脱力発作 Focal clonic seizure 焦点間代発作 Focal epileptic spasms (FES) 焦点てんかん性スパズム Focal hyperkinetic seizure 焦点運動亢進発作 Focal myoclonic seizure 焦点ミオクロニー発作 Focal tonic seizure 焦点強直発作	Focal to bilateral tonic-clonic seizure (FBTCS) 焦点起始両側強直間代発作 （旧用語：Secondarily generalized seizure 二次性全般化発作）
	Focal impaired awareness seizure (FIAS) 焦点意識減損発作 （旧用語：Complex partial seizure 複雑部分発作）	Focal non-motor onset seizure (FNMS) 焦点非運動起始発作	Focal autonomic seizure 焦点自律神経発作 Focal behavior arrest seizure 焦点動作停止発作 Focal cognitive seizure 焦点認知発作 Focal emotional seizure 焦点情動発作 Focal sensory seizure 焦点感覚発作	
Generalized onset seizure 全般起始発作 （旧用語：Generalized seizure 全般発作）		Generalized motor seizure (GMS) 全般運動発作 Generalized tonic-clonic seizure (GTCS) 全般強直間代発作 Other generalized motor seizure その他の全般運動発作	Generalized tonic-clonic seizure (GTCS) 全般強直間代発作 Generalized clonic seizure 全般間代発作 Generalized tonic seizure 全般強直発作 Generalized myoclonic seizure 全般ミオクロニー発作 Generalized myoclonic-tonic-clonic seizure 全般ミオクロニー強直間代発作 Generalized myoclonic-atonic seizure 全般ミオクロニー脱力発作 Generalized atonic seizure 全般脱力発作 Generalized epileptic spasms (GES) 全般てんかん性スパズム	
		Generalized non-motor seizure 〔Absence seizure (GAS)〕 全般非運動発作（欠神発作）	Typical absence seizure 定型欠神発作 Atypical absence seizure 非定型欠神発作 Myoclonic absence seizure ミオクロニー欠神発作 Eyelid myoclonia 眼瞼ミオクロニー	
Unknown onset seizure 起始不明発作		Unknown onset motor seizure 起始不明運動発作 Unknown onset tonic-clonic seizure (UTCS) 起始不明強直間代発作 Other unknown onset motor seizure その他の起始不明運動発作	Unknown onset tonic-clonic seizure (UTCS) 起始不明強直間代発作 Unknown onset epileptic spasms 起始不明てんかん性スパズム	
		Unknown onset non-motor seizure 起始不明非運動発作	Unknown onset behavior arrest seizure 起始不明動作停止発作	
Unclassified seizure 分類不能発作				

め，病因分類もより具体的なものにかわった．遺伝子・染色体などの異常が原因なら「素因性(genetic)」，脳の形成異常や損傷などの構造変化が原因なら「構造的(structural)」，体内物質の代謝異常が原因なら「代謝性(metabolic)」，脳神経に対する自己免疫が原因なら「免疫性(immune)」，脳への感染症が原因なら「感染性(infectious)」，わからない場合が「病因不明(unknown)」となった．

⑤ 併存症：てんかんではてんかん発作そのものの重要性はもちろんのこと，てんかんに関連した異常な脳波活動が与える影響，てんかんの原因疾患に伴う合併症，さまざまな治療の副作用，社会生活の制限などの併存症が認められる．認知，学習，行動，精神，心理，運動，自律神経，睡眠覚醒，内分泌などの精神・身体機能への障害，外傷・事故・生命の危険性，学校・就労・自動車運転・妊娠出産といった生活への影響などである．併存症の負担はてんかん発作自体より大きい場合も多く，常に評価，対応していくことが重要である．新しい分類では，てんかん発作のみならず併存症を含めて包括的に診断，治療を行うことを提言している．

⑥ 特発性全般てんかん：新しい原因分類では「特発性」は「素因性」となったが，小児欠神てんかん，若年欠神てんかん，若年ミオクロニーてんかん，全般強直間代発作のみをもつてんかん，という4つの症候群については，これまでどおり特発性全般てんかん(IGEと略される)と記載してよいことになった．IGEはてんかんでも頻度が高く，十分に慣れ親しんだ用語のためである．

⑦ てんかん性脳症：てんかんは発作以外でも，てんかんに関連した脳波異常が出現する．このような脳波異常が頻繁に出現していると，認知，記憶や行動といった正常な脳の機能に影響を及ぼすことが明らかになってきた．てんかん性脳症は，このようなてんかんの脳波異常によって起こる脳機能への障害を意味する．早期の適切な診断と治療で対応できることがあるため，併存症の原因としても重要である．

⑧ 発達性てんかん性脳症：幼少期に発症し，難治なてんかん発作と精神運動の発達の遅れが生じる状態を意味する．てんかんの原因となった疾患による影響(発達性脳症とよぶ)と，前述のてんかん性脳症による影響とが複合して認知・行動発達の遅れを起こすためこのようによばれる．小児の難治性てんかんが抱える大きな課題の一つとなっている．

⑨ 自然終息性てんかん，薬剤感受性てんかん：これまで，特に小児期に発症し，発作が少なく治療への反応がよく，成長とともに改善するてんかんを「良性」てんかんと呼んでいた．良性という言葉は，てんかん患者を発作のみならず併存症を含めて包括的に理解し，対応するうえでは，望ましくない用語と考えられるようになった．新しい提言では，てんかんを併存症を含めて包括的に理解するために，これらの用語に変更することが推奨された．

▶ 文献

1） Scheffer IE, *et al.*: ILAE classification of the epilepsies: Position paper of the ILAE Commission for Classification and Terminology. *Epilepsia* **58**: 512-521, 2017
2） Fisher RS, *et al.*: Operational classification of seizure types by the International League Against Epilepsy: Position Paper of the ILAE Commission for Classification and Terminology. *Epilepsia* **58**, 522-530, 2017
3） Fisher RS, *et al*. Instruction manual for the ILAE 2017 operational classification of seizure types. Epilepsia **58**: 531-542, 2017
4） 中川栄二，他(日本語訳監修)：ILAEてんかん分類：ILAE分類・用語委員会の公式声明．てんかん研究 **37**：6-14，2019
5）中川栄二，他(日本語訳監修)：国際抗てんかん連盟によるてんかん発作型の操作的分類：ILAE分類・用語委員会の公式声明．てんかん研究 **37**：15-23，2019
6）中川栄二，他(日本語訳監修)：ILAE2017年てんかん発作型の操作的分類の使用指針．てんかん研究 **37**：24-36，2019

(中川栄二)

 頻度 ★★★ 難易度 ★★

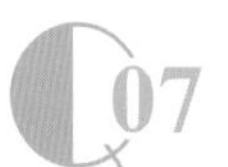

07 てんかん発作以外の症状はどのようなものがありますか？

Keyword：てんかん合併症，知的障害，神経発達症，精神症状

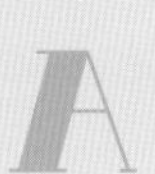

「てんかん」が原因となって起こる別の病気というものはありませんが，てんかんの種類によっては，知的障害，運動機能低下，認知機能低下，精神症状を認めることがあります．診療にあたるものがそういった合併，併存状態の有無を評価をすることは重要です．

てんかんが原因となって起きる特定の病気というものはない．てんかんをもっているからといって，必ずしも知的障害や精神症状が生じるというわけではない．

特に特発性てんかんのなかの良性家族性・非家族性新生児てんかん，小児欠神てんかん，特発性後頭葉てんかん，若年欠神てんかん，若年ミオクロニーてんかんなどでは知的予後は通常正常である．

乳児期から小児期に生じるてんかん性脳症（大田原症候群，早期乳児てんかん性脳症，West症候群，Lennox-Gastaut症候群，徐波睡眠期持続性棘徐波を示すてんかんなど）では知的退行が高率に合併する．その他のてんかん症候群では知的障害の合併はさまざまである．てんかん性脳症がない症候性てんかんであっても，高度な脳波異常やてんかんコントロール不良例では認知機能低下をきたすことがあり，認知機能の経時的な評価は必要である．運動をつかさどる領域にてんかん原性が存在する症例では初期には巧緻運動障害や不全片麻痺が指摘されなくてものちに顕在化することがある．

知的障害，認知機能低下，運動機能低下は本人の社会生活適応やてんかん外科適応にもかかわってくる因子としてきちんと評価するべき項目である．

てんかんに併存する状態として，注意欠如・多動症（attention-deficit/hyperactivity disorder：ADHD），自閉スペクトラム症（autism spectrum disorder：ASD）などの神経発達症がある[1)]．てんかん患者におけるADHDの併存は18.4〜27.2％[2, 3)]との報告がある．ASDの併存については15.2％[4)]との報告があり，知的障害のある例が多い．抗てんかん薬による落ち着きのなさの出現などもあり，てんかん診療における神経発達症の併存の有無の評価は重要である．

その他，発作後に一過性の精神症状として，誇大妄想，宗教妄想や気分高揚，活動性亢進などの躁状態が出現することもあり，時に精神科医の評価，診療を要することがあることも知っておくべき症状である[5)]．これは側頭葉てんかんなど辺縁系にてんかん原性をもつ症例で生じることが多い．てんかんにおける発作後精神病の有病率は2％[6)]とされる．慢性精神病状態として統合失調症やてんかんとの併存として不安障害，強迫性障害，身体化障害にも注意が必要である．顕在化しにくい状態として抑うつ状態に陥っている症例があり[7)]，欧米でのてんかんにおけるうつ病の併存率は13.2〜36.5％である[8)]．抑うつ症状の要因として，てんかんそのものに併存していることもあるが，繰り返す発作に対する無力感，自己統制不能感，低い自己評価，社会的偏見・孤立感，就労困難などの心理的・社会的要因や抗てんかん薬，外科手術による急激な発作抑制などの医原性要因が要因となることもあり，早期の発見，治療を行うためにも定期的なスクリーニングの導入が望まれる（図1）．

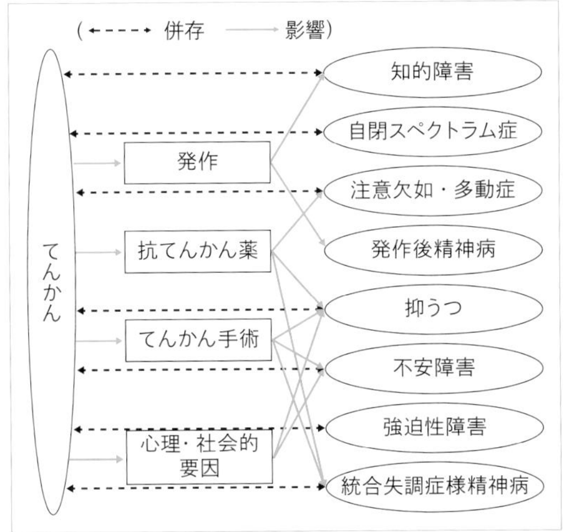

図1 てんかんと精神症状

文献

1) 市川宏伸：注意欠如多動性障害および広汎性発達障害．*In*. 臨床てんかん学（兼本浩祐・他 編）．医学書院，222-224，2015
2) Ettinger AB, *et al*.: Attention-deficit/hyperactivity disorder symptoms in adults with self-reported epilepsy: Results from a national epidemiologic survey of epilepsy. *Epilepsia* **56**: 218-224, 2015
3) Cohen R, *et al*.: Prevalence of epilepsy and attention-deficit hyperactivity (ADHD) disorder: a population-based study. *J Child Neurol* **28**: 120-123, 2013
4) 松尾宗明・他：自閉症スペクトラム障害を合併するてんかんの特徴．子どもの発達と支援研究（佐賀大学）：115-122，2011
5) 西田拓司：精神病，気分障害，その他．*In*. 臨床てんかん学（兼本浩祐・他 編）．医学書院，224-230，2015
6) Clancy MJ, *et al*.: The prevalence of psychosis in epilepsy; a systematic review and meta-analysis. *BMC Psychiatry* **14**: 75, 2014
7) 田所ゆかり：精神病，気分障害，その他．*In*. 臨床てんかん学（兼本浩祐・他 編）．医学書院，230-232，2015
8) Fiest KM, *et al*.: Depression in epilepsy: a systematic review and meta-analysis. *Neurology* **80**: 590-599, 2013

参考文献

・日本てんかん学会（編）：てんかん専門医ガイドブック．診断と治療社，2014

（住友典子）

てんかんの治療はどの診療科を受診すればよいのでしょうか？

Keyword：診療体制，移行期医療，併存症

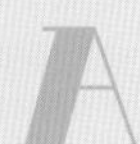

小児は小児科を，成人は脳神経内科，脳神経外科，精神科のいずれかを受診します．複数の診療科が連携して，てんかん外来として診療する施設もあります．

1 てんかんにかかわる診療科

てんかんは乳幼児から高齢者まですべての年齢層に生じる疾患であり，またさまざまな併存症があるため，精神・神経疾患を扱うすべての診療科がかかわる．わが国では一般的に 15 歳までを小児科，それ以上を成人診療科が扱うとされるが，思春期を含む発達成長過程を経て成人するまで(20 歳頃まで)を担当するのが小児科であるとする考えが国際的には主流である(図 1)．てんかんには数多くの症候群があり，その多くが年齢依存性である．同じてんかん専門医であっても，主治医の背景となる診療科によってそれらの診断治療に対する知識や経験の差は大きい．たとえば，小児欠神てんかんや中心側頭部棘波を示す良性小児てんかんのように思春期までに寛解するてんかん症候群を，脳神

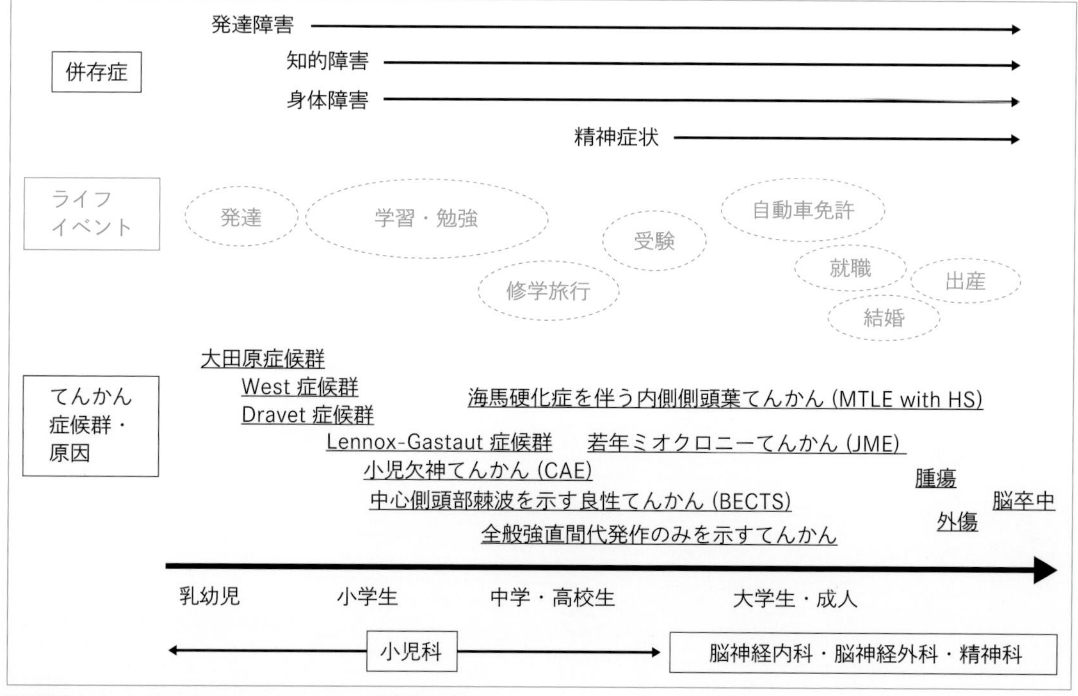

図 1　ライフステージとてんかん，併存症の関係
多くのてんかんは年齢依存性である．また，ライフステージに従って，発作に対する対応は異なる．併存症は，患者の生涯にわたって関係することも多く，診療科が代わっても継続したケアが求められる．

経外科医が経験することは少ないであろう．誤った診断や治療を防ぐためにも，適切な診療科への受診が望ましい．

2 成人てんかんの診療

日本では，成人のてんかん診療に中心的役割を果たす科が存在しないことが大きな問題となっている．なお，欧米を中心とする多くの諸外国では，脳神経内科(Neurology)がてんかん診療の中心を担う．わが国では，精神科医が患者を診療してきた歴史があるとともに，標榜診療科としての脳神経内科の発展が遅れたこともあり，依然として多くの患者が脳神経外科もしくは精神科を初診し，診療が継続される．脳神経内科医，脳神経外科医，精神科医が日本てんかん学会の会員に占める割合はほぼ均等である(図2)．医学的にはてんかんは神経疾患であり，脳神経内科が主体となって扱うべき疾患である．脳神経内科医は増加傾向にあり，わが国も欧米の体制に近づく可能性があるが，これらの診療科がどのように連携して成人てんかんを診療するか，現状における課題は大きい．

医療行政上，てんかんが精神疾患に含まれていることも日本の特徴である．このため，自立支援医療(精神通院医療)や精神障害者保健福祉手帳など，精神障害を対象にした福祉サービスが適応となっている．

「てんかんセンター」としててんかんを専門的に診療する施設がある．こういった施設では，てんかん専門外来として患者の診療を受けている．実際には，小児科，脳神経内科，脳神経外科，精神科のいずれかを背景に持ちながらてんかんを専門とする医師が診療にあたる．現時点でてんかんセンターに明確な施設基準はなく，必ずしもそれらの診療科すべてが揃っているわけではない．また，広告可能な標榜名として「てんかん科」が認められているわけではない．

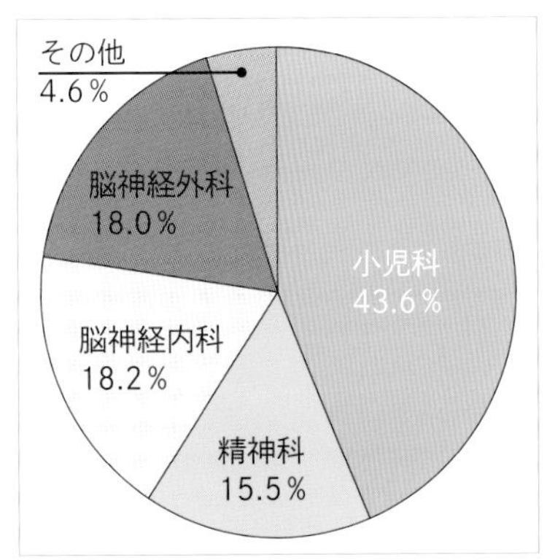

図2 日本てんかん学会会員の診療科内訳(2020年10月現在)
会員の40％以上は小児科医が占め，残りを脳神経外科，脳神経内科，精神科の医師がほぼ均等に占める．

3 併存症への対応

てんかんは，知的障害や発達障害，身体障害，高次脳機能障害，精神症状などを併存することが多い．併存症への対応には，それを専門とする診療科との連携が欠かせない．小児に発症するてんかんでは，発達の評価は欠かせず，発達障害の原因となる基礎疾患の診断が重要である．また，注意欠如・多動症や自閉症スペクトラム障害の診断と治療には，それに対する専門的なアプローチが必要であろう．合併する精神症状には，精神科医としての専門的治療が不可欠である．特に，心因性非てんかん発作はてんかんと合併することも多く，てんかんとその診療を理解する精神科医との連携が重要である．

4 移行期医療の問題

日本てんかん学会の実態調査にて，50％を超える医師が，成人後も小児科で治療を続けるキャリーオーバー患者が全体の3割以上を占めると答えた[1)]．てんかんは治療期間が長く，成人になってからも治療を継続する必要のある患者が多い．成人医療への円滑な移行(transition)が求められるが，実際には解決されるべき多くの問題がある．成人診療科のてんかん専門医の多くは，小児期特有のてんかん症候群に不慣れであり，基礎疾患に伴う身体合併症や知的障害の管理にも不慣れである．また，そういった患者を入院させる体制が成人診療科に備わっていないことも多い．そのため，多くの患者と家族が，主治医が変わることへの不安を覚えている．患者とその家族との信頼関係を損なわずに成人診療科医師へと引き継ぐ取り組みが必要である．

▶ 文献

1）大塚頌子・他：日本におけるてんかんの実態　キャリーオーバー患者の問題．てんかん研究 **27**：402-407，2010

（岩崎真樹）

第１章 てんかんに関する基礎知識　頻度 ★　難易度 ★★

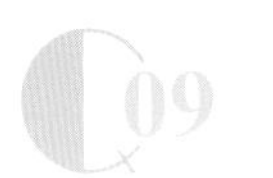

てんかんのオンライン診療はどんなものがありますか？

Keyword：オンライン診療，遠隔医療，セカンドオピニオン

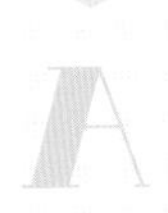

通常の対面診察の代わりに行うものと，専門的な診療のためにかかりつけ医とともに受けるものの２種類があります．また，セカンドオピニオンをオンラインで行うケースもあります．

1 オンライン診療とてんかん

オンライン診療は遠隔医療のひとつで，医師が適切な情報通信機器を通じて患者とコミュニケーションし，診療行為を行うことを指す．リアルタイムでの画像を介したコミュニケーション(ビデオ通話)が原則となっており，情報通信機器にはPCやスマートフォンが用いられる．患者が遠隔地に居住していたり障害があったりするために通院がむずかしい，あるいは感染を避けるために医師との直接の接触を避けたいなどの理由で，医療機関へ来るのが困難なときにオンライン診療は有用な手段である．一方，オンライン診療では身体診察ができず，画像検査や血液検査も実施できない．てんかんは，症状は安定しているが継続した投薬が必要な患者が多く，問診によって症状の判断や診断の大部分が可能な点において，オンライン診療に向いた疾患である．

2 “D to P” 方式

オンライン診療には，“D to P” 方式と “D to P with D” 方式の２つがある(図１)．“D to P” 方式

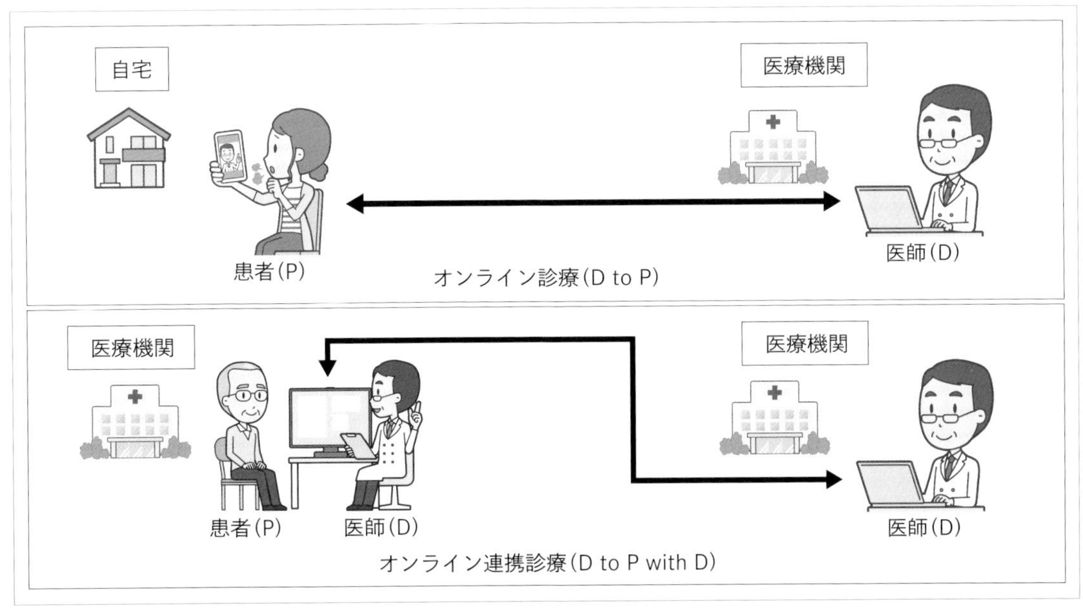

図１　オンライン診療における２つの方式

は，医師が情報通信機器を介して患者と対話して診療を行うものである．オンライン診療料として保険請求できるが，オンライン診療を開始する前に少なくとも 3 か月の対面診療が必要であること，日常的に通院または訪問による対面診療が可能な患者が対象であること，3 か月に 1 回は対面診療が必要であることなど，一定の制限がある．なお，2020 年に生じた新型コロナウイルスの世界的蔓延に対する時限的・特例的取り扱いとして，初診からのオンライン診療が認められている（2021 年 4 月時点）．

3 “D to P with D” 方式

“D to P with D” 方式とは，主治医を通院する患者が，主治医のもとで情報通信機器を通じて遠隔地にいる専門医の診療を受けるものを指す．令和 2 年度診療報酬改定にて，「遠隔連携診療料」として新たに保険収載された．遠隔連携診療料は，難病またはてんかんの診断を行うことを目的に，診断の確定まで 3 か月に 1 回に限り算定できる．あらかじめ主治医が遠隔地の専門医に診療情報を提供しておき，主治医による診察と同時に，ビデオ通話で専門医の診察も受ける．主治医と専門医が連携しながら診断を進めるスタイルである．

 オンラインセカンドオピニオン外来

セカンドオピニオンとは，患者が納得のいく治療法を選択することができるように，治療の内容や他の治療選択などについて，現在診療を受けている主治医とは別の医師に「第 2 の意見」を求めることを指す．現在の主治医が，セカンドオピニオンを求める医師に対してあらかじめ診療情報や検査所見などを送付しておき，セカンドオピニオンを求められた医師はそれをみて診断や治療に対して意見したり，患者に助言を与えたりする．公的医療保険が適用されない自費診療であり，医療機関によって費用が異なる．セカンドオピニオンを求めたい医師が遠隔地にいることも多いため，オンラインでセカンドオピニオンを提供する医療機関が最近は増えている．

（岩崎真樹）

第1章 てんかんに関する基礎知識　頻度 ★★　難易度 ★★★

Q10 てんかん発作と間違えられることが多い病気はありますか？

Keyword：鑑別診断，失神，心因性非てんかん発作

A 失神，心因性非てんかん性発作はてんかんと間違えられやすいです．ほかにも発作的な症状を呈するさまざまな病気がてんかんと間違えられる可能性があります．

1 失神

失神は，自律神経系の不適切な反応や不整脈によって血圧が低下し，十分な脳血流が保たれずに意識消失をきたす症状である．緊急外来患者の数パーセントを占めるとされ，「意識消失発作」としててんかん発作との鑑別がしばしば問題となる．失神発作は，通常1分を超えない短時間の意識消失で，発作後は速やかに意識を回復する．しかし，意識消失時間が長いと「けいれん」様の体動を認め，てんかん発作と間違われることがある．

失神の原因は，大きく自律神経調節性失神と起立性低血圧，不整脈に分けられる．「神経調節性失神症候群」に，神経調節性失神，頸動脈洞症候群，状況失神が含まれる[1]．神経調節性失神は，発作直前に冷汗やあくび，悪心などの前駆症状を呈することが多く，意識消失時間は1分以内と短く，意識の回復が速やかである．長時間の立位や痛み刺激，人混みや不愉快な光景など精神的・肉体的ストレスが誘因になる．仰臥位や座位から立位に体位変換した際に，血圧が保たれずに起こる起立性低血圧で失神を生じることもある．起立性低血圧は，特に朝起床時や食後，運動後に悪化しやすい．排便・排尿後や咳嗽，嚥下など特定の状況や日常動作で誘発されるものを状況失神とよぶ．また，着替えやネクタイの着用，運転，荷物の上げ下ろしといった頸部の回旋や伸展を伴う動作で頸動脈洞が刺激されて生じる失神を頸動脈洞過敏症候群とよぶ．詳しい病歴聴取が，神経調節性失神症候群を診断する最大の手がかりである．発作が生じた状況や前兆の有無，発作の起こり方，持続時間，回復の様子を，患者本人および目撃者からしっかり聴取する．起立性低血圧の診断には，ティルト検査が行われる．体位を上げることに伴う血圧の変化を測定する．

失神を生じる不整脈の原因を表1に示した．動悸や胸痛の前駆症状や，運動中に誘発される失神は不整脈を疑う．突然死につながることがあるため，不整脈の除外診断は重要である．検査として12誘導心電図と24時間心電図（ホルター心電図）が実施される．先天性QT延長症候群は幼児期から失神を繰り返し，心電図異常が見逃されるとてんかんと誤診される場合もある．Brugada症候群は，明らかな基礎心疾患なく心室性細動を呈する病態で，心電図におけるV1～V3誘導の特徴的なST上昇が診断の根拠となる．これらは，家族性で失神や突然死の家族歴を有することもある．

表1　失神をきたしうる不整脈

徐脈性不整脈
- 洞不全症候群（sick sinus syndrome: SSS）
- 房室ブロック（AVブロック）

頻脈性不整脈
- 発作性上室性頻拍
- 心室性不整脈
  - 慢性的な心疾患（陳旧性心筋梗塞，拡張型心筋症）
  - QT延長症候群
  - Brugada症候群

2 心因性非てんかん発作(PNES)

心因性非てんかん発作(psychogenic non-epileptic seizure：PNES)は，身体的生理学的な機序によらずに生じるてんかん発作に類似した精神・身体症状と定義される．一般診療でしばしば遭遇する病態であり，てんかんを疑われて受診する患者の3～20％を占めるとされる[2)]．実際にてんかんと誤診されている患者も多く，難治てんかんとしててんかんセンターで精査される例の10～35％はPNESである．また，てんかんとPNESを合併している割合が5～20％あるとされ，診断を困難にしている．

診断と治療の詳細はQ64に譲るが，発作症状や家族関係，生育歴などの詳しい病歴聴取，心理的要因の検討が診断に重要である．てんかんとの最終的な鑑別診断には長時間ビデオ脳波が必要となる．

PNESは，過去に偽発作(pseudo-seizure)やヒステリーとよばれたり，虚偽性障害(factitious disorders)や詐病(malingering)と結びつけられたりすることがあったが，こういった呼称や捉え方は控えるべきである．てんかんと同様に患者は「発作」に苦しんでおり，決して故意に発作を生じているわけではない．心因性という言葉が，わが国では「個人の心の問題」と捉えられる傾向もあり，疾患の説明に十分な配慮が求められる．

表2　てんかん発作と鑑別を要する疾患・症状

失神
心因性非てんかん発作
片頭痛
一過性脳虚血発作
一過性全健忘
睡眠障害・睡眠関連の症状
ナルコレプシー
レム睡眠行動障害
睡眠時遊行症
周期性四肢運動障害
入眠時ミオクローヌス

3 その他の疾患(表2)

片頭痛は，20～30％に前兆としての神経症状を呈することがある．視覚性前兆(閃光や図形の幻視など)が典型的だが，まれに失語や感覚障害を認めることもある．一過性全健忘は，突然の健忘によって当惑し「今，どこにいるのか」など同じ質問を繰り返すが，意識は清明で，通常の動作が可能な発作である．24時間以内に症状が消失する．また，睡眠に関連する各種の症状は，てんかん発作との鑑別を要することがある．

▶ 文献

1）井上　博・他：【循環器病の診断と治療に関するガイドライン(2005-2006年度合同研究班報告)】失神の診断・治療ガイドライン．Circulation Journal **71**(Suppl IV)：1049-1101，2007

2）第14章　心因性非てんかん発作の診断．*In*. てんかん診療ガイドライン2018(日本神経学会 監,「てんかん診療ガイドライン」作成委員会 編)．医学書院，144-148，2018

(岩崎真樹)

　頻　度　★★★　難易度　★★

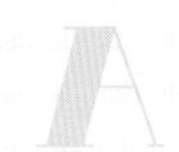

Q11 てんかんの問診を受ける際に気をつけたほうがよいことはありますか？

Keyword：発作症状，問診，動画撮影

A 発作の目撃者にも同席してもらいます．発作を動画撮影している場合には供覧します．

てんかんの診断において最も重要なのは問診である．一般外来診療において主治医の眼前でてんかん発作が起こる機会は少ない．そのため主治医は患者や目撃者から発作症状を正確に聞き出し，てんかん発作と非てんかん性発作の鑑別やてんかん発作型などの診断を行う必要がある（図１）．

意識減損する発作や強直間代発作といった，患者本人の意識がなくなる発作の場合は目撃者からの情報が極めて重要になるので，可能な限り目撃者にも外来診療に同席してもらう．目撃者の同席がむずかしい場合には「いつ，どこで，どのように始まり，どのように終わったのか」といった情報を患者・家族は目撃者から聴取し主治医に伝えるのがよい．

意識が保たれている発作はもちろんだが，意識がなくなる発作においても発作前の状況や前兆症状，頭痛や筋肉痛の有無といった発作後の状況などの情報は患者本人の陳述が重要である．

患者や家族，目撃者は時に発作症状を断片的に強調することがあり，必ずしも主治医が必要とする発作症状の情報が把握できないことがある．そのため，スマートフォンの動画機能を用いて発作症状を撮影することはてんかん診断の質を上げるため推奨したい．患者によっては自身の発作症状を撮影されることに抵抗感をもっていることもあるので，あらかじめ患者本人から動画撮影の同意を得ておくなどの配慮が必要である．

発作頻度が多い場合には発作記録表を作成して外来診療で医師に報告するのも有効である．発作記録表によって，発作が増えているのか減っているのか，どの時間で発作が起こりやすいかといった情報が視覚的にも理解しやすく，よりよい診断・治療につながる．

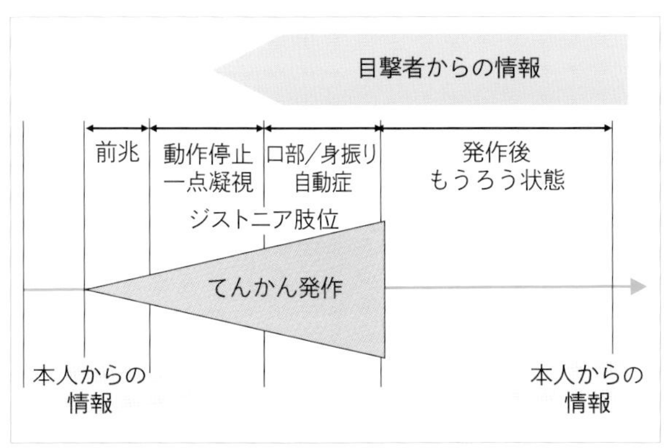

図１　てんかんの問診
本人と目撃者からの情報が必要（例：側頭葉てんかんの複雑部分発作）

参考文献

- 小出泰道：てんかんの問診：その“けいれん”本当にてんかんですか？ *In*.“てんかんが苦手”な医師のための問診・治療ガイドブック（井上有史 編，小出泰道 著）．医薬ジャーナル社，45-54，2014
- 川崎　淳：てんかん発作症状．*In*. トコトンわかるてんかん発作の聞き出し方と薬の使い方（川崎　淳 著）．金芳堂，3-34，2017
- 神　一敬：てんかん発作症候とその鑑別．医学のあゆみ **270**：525-528，2019

（谷口　豪）

脳波検査・長時間ビデオ脳波検査とはどのようなものですか？

Keyword：脳波，長時間ビデオ脳波，てんかん性異常波

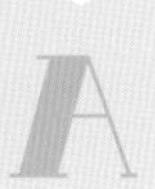

脳波検査は脳の電気活動を記録する検査です．数日にわたって記録を続ける長時間ビデオ脳波検査によって発作症状と発作時脳波を記録することができます．いずれも診断，治療方針の決定に重要な意味をもちます．

脳波検査は大脳皮質神経細動の電気活動を記録する検査で，てんかん診療で行われる最も簡便かつ必要不可欠な検査である．通常 10-20 法という国際的に定められた配置法に沿って頭皮上に電極を配置し，てんかん性異常波を検出する．侵襲性はなく痛みも全く伴わない．老若男女問わず実施できる検査である．

通常の脳波検査時にてんかん発作を記録する可能性は低く，おもな目的は「発作間欠期てんかん性異常波（interictal epileptiform discharge：IED）」の確認である．IED は疾患特異度が高く，てんかん診療ガイドライン 2018 にも引用されているシステマティックレビューによると，通常脳波検査で IED を認めた患者のうち 1 年以内にてんかんと診断された割合は，成人では 94.7%，小児では 69.6% である．

検査時間は通常 30～60 分程度である．その間 IED が出現しやすいように光刺激や過呼吸賦活を行う．また IED は覚醒時よりも入眠期に出現しやすいため，検査室を暗くし，場合によっては薬剤を用いて入眠期脳波の記録を試みる．しかしこれらの賦活を行っても初回脳波で IED を捕捉する割合は約半数にとどまる．脳波検査を繰り返すほどに IED を認める確率は上がり，4 回繰り返すと約 9 割の症例で IED が確認可能となる．病歴からてんかんを強く疑うが IED が捕捉されない場合は診断を焦らず，検査を繰り返すことが推奨される[1]．何度も脳波検査を繰り返しても IED を捕捉できない例もあり，脳波異常は診断の必須項目には含まれず，また IED が出現しないことをてんかんでない根拠にしてはいけない．

IED が捕捉されればてんかんである可能性に近づき，脳波異常の出現部位や脳波の形状〔棘波（spike），棘徐波（spike and wave，図 1），多棘徐波（polyspike and wave）など．またその周波数や持続時間〕が臨床症状や画像検査所見から予想される発作型に矛盾しないとき，より診断の確信度は高まる．また薬物療法を開始する際に必要な全般てんかん / 焦点てんかんの鑑別にも，脳波所見が決め手となることも多い．全般

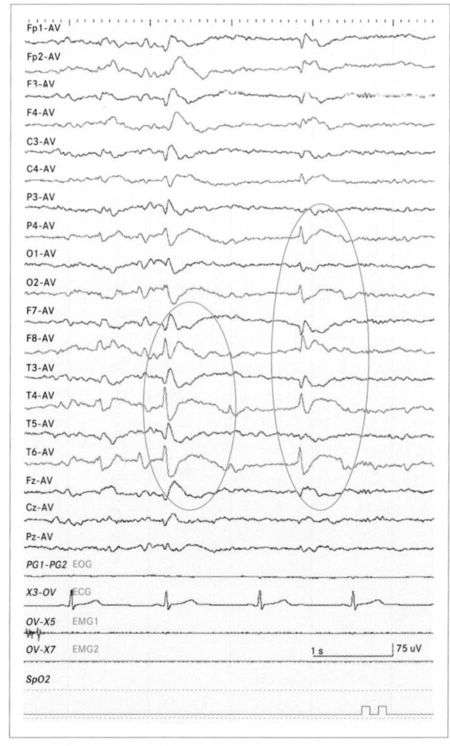

図 1　棘徐波（例）

てんかんの発作症状の一つである欠神発作と側頭葉てんかんに代表される意識消失発作は発作症状が類似し，強直発作や全身けいれん〔強直間代発作(generalized tonic-clonic Seizure：GTC)〕は全般てんかん，焦点てんかんに共通して出現する．このような場合にIED出現部位が局所性(半球性)か全般性か，また全般てんかんに特徴的な脳波パターン(3 Hz 棘徐波など)が出現しているかどうかが全般/焦点てんかんの鑑別に有用である．また，脳波検査は治療効果判定にも用いられるため，診断確定後も適宜施行するのがよい．IEDの部位・形状が臨床症状と出現部位や形状が合致しない，もしくは臨床症状を伴わない脳波異常を捕捉した場合は，脳波所見の解釈は慎重に行うべきである．

IEDの出現部位と発作焦点は一致しないことも多く，そもそも本当にてんかんなのかも含め，診断に疑問が生じた際に行うのが長時間ビデオ脳波検査(long-term video-EEG monitoring：LTM)である．LTMの目的はIEDに加えててんかん発作時の脳波変化と臨床症状をあわせて記録することである．

LTMでは通常の脳波検査とほぼ同数の電極を取りつけた状態で半日から数日間過ごしながら発作を待つ．入院が必要であり，発作頻度が少ない場合は積極的に減薬し，場合によっては断眠負荷など発作が出現しやすい状況で記録を続ける．IEDは開始初日に約6割の確率で確認でき，また5日間の記録で95％の例で発作が捕捉できる(図2)[2]．それにより，①てんかんの確定診断，②外来脳波では困難だった全般/焦点てんかんの区別，③焦点てんかんのより明確な焦点の絞り込みが可能となる．特に治療抵抗性の症例ではLTM結果を基に薬剤選択の大幅な見直しが行われたり，治療法の一つに外科治療が新たに加わる契機となる重要な検査である．IEDは時に焦点の反対側に出現することもあり，外科適応症例でも術前にLTMで発作時脳波における焦点の確認が必須である．

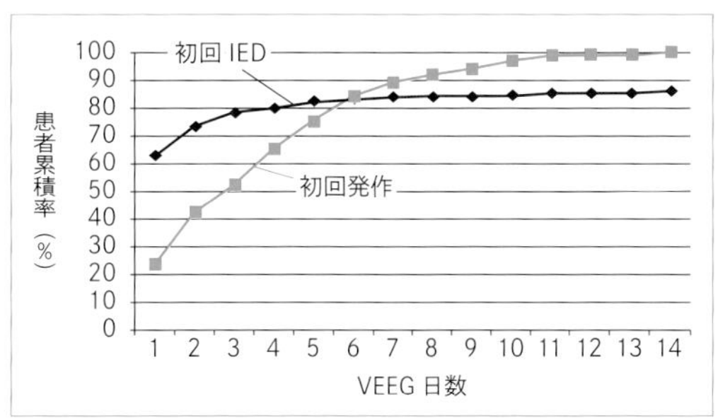

図2　VEEG中に初回IEDと初回発作が確認された日数

〔Goldstein, L, *et al.*: Long-term video-EEG monitoring and interictal epileptiform abnormalities. *Epilepsy Behav* **113**: 107523, 2020より作成〕

もう一つ重要なLTMの役割として，④失神や不整脈，心因性非てんかん性発作(psychogenic non-epileptic seizure：PNES)などの非てんかん性発作との鑑別があげられる．特にPNESはその他の非てんかん性発作に比べて，外来診療ではてんかんとの鑑別がむずかしいことも多く，PNES発症から診断確定までに平均7年かかるといわれている[3]．またてんかんとPNESの合併例も多く，同一患者のなかでどの発作がてんかん発作でどの発作がPNESなのか，LTMで明確にすることは治療において非常に重要である．

LTMが行える施設は限られているが，LTMで新たに得られる情報量は多く，その後の治療方針にも大きな影響を与える．薬剤抵抗性てんかんや診断や治療に疑問が残る症例では積極的に検討されたい．

▶ 文献

1) Salinsky, M, *et al.*: Effectiveness of Multiple EEGs in supporting the diagnosis of epilepsy: an operational curve. *Epilepsia* **28**: 331-334, 1987
2) Goldstein, L, *et al.*: Long-term video-EEG monitoring and interictal epileptiform abnormalities. *Epilepsy Behav* **113**: 107523, 2020
3) Reuber, M, *et al.*: Diagnostic delay in psychogenic nonepileptic seizures. *Neurology* **58**: 493-495, 2002

▶ 参考文献

・ CQ2-1～CQ2-3. *In.* てんかん診療ガイドライン 2018(日本神経学会 監,「てんかん診療ガイドライン」作成委員会 編). 医学書院, 17-20, 2018

（宮川　希）

画像検査にはどんなものがあり，どんなことがわかりますか？

Keyword：MRI，PET，脳血流SPECT

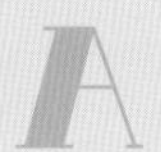

A　MRI，PET，脳血流SPECTなどがあり，てんかんの原因が診断できます．

てんかんの病因や，焦点を明らかにするために画像検査が有用である．画像検査にはMRI（magnetic resonance image），PET（positron emission tomography），脳血流SPECT（single photon emission computed tomography）などがあり，それぞれの特徴を知っておくことが肝要である．

1　MRI

てんかんの精査においてMRIは必須の検査である．MRIで診断できるてんかんの原因には，脳腫瘍（図1A），脳血管障害（脳出血やくも膜下出血，脳梗塞などの後遺症），重症な頭部外傷（脳挫傷），海馬硬化症（図1B），皮質形成障害（図1C），血管奇形（海綿状血管腫，脳動静脈奇形）（図1D）などがある．海馬硬化症や皮質形成障害は，一般のMRI検査では見落とされることもあり，おもなてんかんセンターではてんかんの原因精査用のMRIプロトコルを用意している．特発性全般てんかんではMRIは正常であるが，成人てんかん患者のうち25～40％はMRIで形態異常を認めない．また皮質形成障害の20～40％はMRIで信号変化も認められない「MRI陰性」と報告されている．

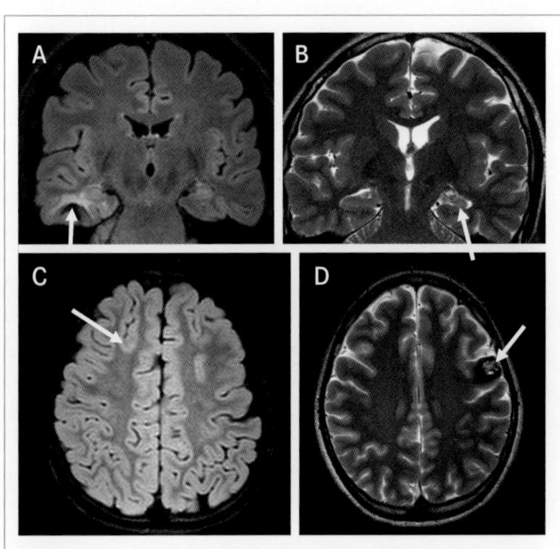

図1　てんかんの原因となりうる病変

2　PET

PETは高い空間分解能と定量性が特徴であり，てんかんの焦点診断では局所のブドウ糖代謝率をみる[18F]fluoro-2-deoxyglucose（FDG）-PETがよく用いられる．てんかん焦点に属する神経細胞では，発作間欠時にブドウ糖代謝能が低下することが知られている．この検査では，正確な評価を行うために，検査前6時間程度は糖分を摂取しないよう患者に注意を促す必要がある．検査の結果，FDGの取り込みが周囲より低い部位では糖代謝能が低下しており，てんかん焦点として疑う（図2）．

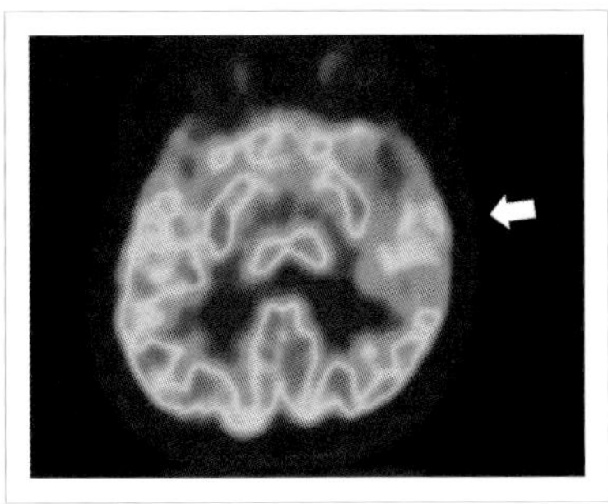

図2 FDG-PET〔口絵1：p. ii〕

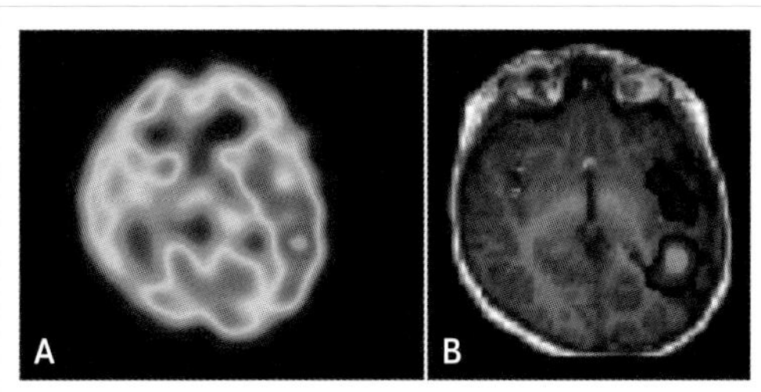

図3 A：発作時脳血流 SPECT
B：SISCOM(発作時－発作間欠時)
〔口絵2：p. ii〕

3 脳血流 SPECT

てんかん焦点では，発作間欠時に組織血流は周囲よりも低い状態にあるが，発作時には一過性に増加することが知られている．この原理を応用した検査が脳血流 SPECT である．

脳血流 SPECT では ethyl cysteine dimer(ECD)をトレーサーとして用いることが多い．この検査を発作間欠時・発作時それぞれで行うが，特に発作時の組織脳血流変化はてんかんの焦点診断において診断意義が高いとされ，核種注入のタイミングが極めて重要である(図3A)[1]．また発作時と発作間欠時の SPECT の差分を計算し，血流の増加領域を統計解析して MRI 上に重畳する subtraction ictal SPECT co-registered to MRI(SISCOM)解析が有用な手法として用いられている(図3B)．一方で発作頻度が低い患者では，発作時 SPECT を撮像することがむずかしい点も認識しておく必要がある．また，発作の始まりがわかりにくい患者では核種注入のタイミングを見極めることが必ずしも容易でない．そのため患者の発作症候を検査前に熟知しておく必要がある．

文献

1) Elwan SA, *et al.*: Ictal single photon emission computed tomograhy in epileptic auras. *Epilepsia* **55**: 133-136, 2014

参考文献

- 花谷亮典・他：脳の形態(CT，MRI)．*In*. 臨床てんかん学(兼本浩祐・他 編)．医学書院，302-308，2015
- 国枝武治：脳血流・代謝．*In*. 臨床てんかん学(兼本浩祐・他 編)．医学書院，308-314，2015

(髙山裕太郎)

頻　度　★★★　　難易度　★★★

14 抗てんかん薬の血中濃度を測るのはなぜですか？

Keyword：血中濃度，代謝・排泄経路，併用禁忌薬

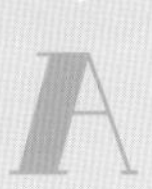

発作がコントロールされたときの血中濃度を確認したいとき，副作用が疑われるとき，発作のコントロールが不良であったり発作が再発したりし服薬状況を評価したいときなどに，抗てんかん薬の血中濃度を測定します．

抗てんかん薬の血中濃度測定が有用なのは，①望ましい発作抑制状態が得られたときの個々の治療域の血中濃度の確立，②臨床的な副作用の診断，③コントロール不良または発作再発時の服薬状況(アドヒアランス)の評価，④薬物動態が変化する状態(小児，高齢者，他疾患の併存，剤型の変化など)での投与量の調節，⑤薬物動態の変化が予測される場合(妊娠，相互作用がある薬物の追加または除去)，⑥用量依存性の薬物動態を示す薬剤(特にフェニトイン)の用量調節，である[1]．

抗てんかん薬の血中濃度の測定は，明確な目的をもって測定し，全体的な臨床的意味あいを念頭においてきちんと解釈する場合は，患者の治療方針に有用や役割を果たす．抗てんかん薬の血中濃度測定は無目的にルーチンに行うのではなく，臨床上の必要性に応じて行う．

参考域の血中濃度と治療域の血中濃度は同じではない．参考域の血中濃度は，下限は治療効果が得られにくい値の下に，上限は副作用が起こりやすい値(中毒域)の上に設定されている．すなわち，抗てんかん薬の参考域の血中濃度(いわゆる有効血中濃度)は，なるべく有効で副作用が少ない範囲を示している．

治療域の血中濃度とは，ある患者にとって最もよい発作抑制効果が得られる範囲であり，多くの場合，参考域に入るかその近傍にある．しかし，個人差があるので，参考域の範囲外でも治療効果がみられることが多く，参考域の血中濃度より低くても有効な場合や，それより高くないと効かない場合がある．したがって，その患者にとっての治療域の血中濃度が重要なのであり，効いていれば血中濃度が低くても増やす必要はなく，副作用がなければ参考域の上限を超えて増やすこともある．年齢，てんかん症候群，発作型によっても参考域の血中濃度は異なる．

抗てんかん薬の参考域濃度は，カルバマゼピン，フェニトイン，フェノバルビタール，プリミドン，バルプロ酸，エトスクシミドでは一致した見解が示され，血中濃度測定は有用である．しかし，参考域の血中濃度が確定しておらず，血中濃度測定があまり有用でない薬剤や，注意すべき変動を示す薬剤がある．

抗てんかん薬に対する反応性，てんかん原性には個人差があるので一般的な治療域血中濃度を示すことは困難である．しかしながら，多くの患者で発作抑制効果があり，用量依存的副作用がみられることが少ない濃度範囲は知られており，「参考域の血中濃度」(いわゆる有効血中濃度)とよばれている．

一般的な参考域濃度が確立されていない薬剤でも，その患者のなかで比較する点では濃度測定の意義はある．ベンゾジアゼピン系薬剤は脳のベンゾジアゼピン受容体に結合することで抗けいれん作用を発揮するが，ベンゾジアゼピン受容体の数は人により異なるので参考域の血中濃度を決定することは困難であり，クロバザム，ニトラゼパム，ジアゼパムの参考域の血中濃度は示されていない．しかし，眠気などの患者における副作用のモニターには有用である．

肝機能障害，腎機能障害の患者では抗てんかん薬の薬物動態に変化が生じることがあるので，血中濃度を参考に治療する．腎透析では薬剤の血中濃度は低下する．

抗てんかん薬はおもに肝と腎で代謝・排泄されるが，薬剤によって異なる．肝障害，腎障害の場合は，個々の代謝・排泄経路とその割合を念頭において血中濃度の上昇に注意し，減量を考慮する．肝で代謝される薬剤では，急性肝炎では代謝酵素は減らないので血中濃度はあまり変わらないが，肝硬変では代謝酵素と肝血流が低下し，血中濃度は上昇する．腎透析の場合は，一部の薬剤の血中濃度は低下するので増量を考慮する（表1）[1]．

ある薬剤を追加または除いたときに発作の増加や副作用が出現した場合は，使用中の抗てんかん薬との相互作用を疑い，抗てんかん薬の血中濃度測定を考慮する．逆に，抗てんかん薬を追加または除いたときに他の薬の効果が変動し，併存症状が変化する可能性に注意する．

薬物相互作用には，抗てんかん薬どうしの相互作用だけでなく，抗てんかん薬と向精神薬との相互作用，抗てんかん薬と向精神薬以外の一般薬との相互作用がある．特に精神疾患や発達障害が併存する場合，あるいは高齢者では併存症のため種々の薬を服用しているので注意する．

抗菌薬では，クラリスロマイシン，エリスロマイシンはカルバマゼピンの代謝を阻害し，カルバマゼピンの血中濃度が大幅に上昇して，めまい，ふらつき，強い眠気を生じる．カルバペネム系抗菌薬はバルプロ酸の血中濃度を大幅に下げるので，バルプロ酸服用時は禁忌である（表2）．

表1　おもな抗てんかん薬の代謝・排泄経路

	肝代謝（%）	腎代謝（%）
CLB	>90	<1
CZP	>90	<1
CBZ	90	<1
PHT	90	<2
LTG	90	10
RFN	85	2
VPA	85	<5
STP	75	25
ESM	70	20
ZNS	70	<30
PER	70	30
PRM	45～60	20～25
PB	55	25
LCM	30	40
TPM	<25	75
VGB	10	90
LEV	<3	70
GBP	0	100
KBr	0	100

（CBZ：カルバマゼピン，CLB：クロバザム，CZP：クロナゼパム，ESM：エトスクシミド，GBP：ガバペンチン，KBr：臭化カリウム，LCM：ラコサミド，LEV：レベチラセタム，LTG：ラモトリギン，PB：フェノバルビタール，PER：ペランパネル，PHT：フェニトイン，PRM：プリミドン，RFN：ルフィナミド，STP：スチリペントール，TPM：トピラマート，VGB：ビガバトリン，VPA：バルプロ酸，ZNS：ゾニサミド）

〔第12章　薬物濃度モニター．*In*. てんかん診療ガイドライン 2018（日本神経学会 監，「てんかん診療ガイドライン」作成委員会 編）．医学書院，121-132，2018〕

表2　抗てんかん薬の併用禁忌薬

	併用禁忌薬
カルバマゼピン	ボリコナゾール リルピビリン タダラフィル
フェノバルビタール（エリキシル剤）	ボリコナゾール シアナミド ジスルフィラム タダラフィル
フェニトイン	タダラフィル
バルプロ酸	カルバペネム系抗菌薬 テビペネム ドリペネム ビアペネム メロペネム イミペネム・シラスタチン パニペネム・ベタミプロン

▸ 文献

1）第12章　薬物濃度モニター．*In*. てんかん診療ガイドライン 2018（日本神経学会 監，「てんかん診療ガイドライン」作成委員会 編）．医学書院，121-132，2018

（金澤恭子）

15 てんかんの検査入院はどういうことをするのですか？

Keyword：検査入院，長時間ビデオ脳波，術前検査

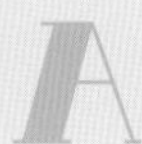

長時間ビデオ脳波検査を実施します．その他，必要に応じて頭部画像検査や神経心理検査が追加されます．

1 長時間ビデオ脳波検査

てんかんで入院を必要とする代表的な検査は，長時間ビデオ脳波検査である．ベッド上で脳波とビデオを同時に24時間以上連続して記録する検査で，概ね一晩から7日間にわたって実施される．長時間ビデオ脳波は，患者の発作を記録することが大きな目的である．これによって，患者が訴えている発作が本当にてんかんであるか否か（てんかんの鑑別診断）を判別する．そして，てんかん発作であれば，その発作症候と脳波の特徴から発作型とてんかんの類型，およびてんかん症候群を診断する．限られた期間に発作を記録する必要があるため，ある程度発作の頻度が高い患者が対象となる（概ね月に1回以上）．すでに抗てんかん薬を内服している患者であれば，検査にあわせて抗てんかん薬を減薬し，発作を生じやすい状態で検査を実施する場合がある．減薬によって，二次性全身けいれんなど普段は経験しない大きなてんかん発作が誘発される危険性があるため，患者の安全性には十分な配慮が行われる．主治医が外来診療で患者のてんかん発作を目撃することはほとんどないため，長時間ビデオ脳波検査はてんかんの診断における強力な検査である．

2 てんかんの包括的検査

長時間ビデオ脳波を中心とする検査入院の目的は，診断と術前検査の二つに大きく分けられる（図1）．診断は，患者の発作がてんかんか否か，特に心因性非てんかん発作との鑑別が大きな役割である．心因性非てんかん発作はてんかんと誤診されていることも多く，また，てんかんと心因性非てんかん発作を合併している患者も少なくない．一方，てんかんの診断がすでに得られていても，発作型やてんかんの類型（全般てんかんか焦点てんかんか），てんかん症候群を診断することで，ふさわしい薬剤選択など今後の治療方針に役立てることができる．

てんかんの外科適応を決めるためには，包括的な術前検査を実施する（表1）．長時間ビデオ脳波検査に加えて，頭部MRI，FDG-PET，神経心理検査，脳血流SPECT，イオマゼニルSPECT，脳磁図（MEG），発作時SPECTなど複

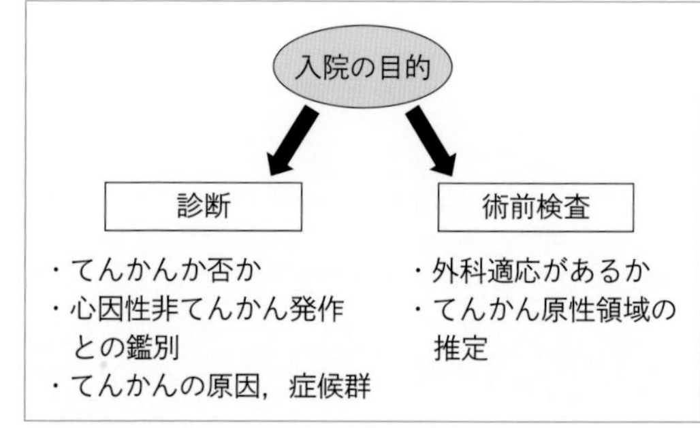

図1　検査入院の目的は大きく2つに分けられる

表1　てんかんの包括的検査

長時間ビデオ脳波
頭部 MRI
神経心理検査
FDG-PET
脳血流 SPECT
発作時脳血流 SPECT
イオマゼニル SPECT
脳磁図(MEG)
ワダテスト

数の検査を実施する．常にすべての検査を実施するわけではないが，神経心理検査までの4つほどは必須，もしくは必要度が高い検査である．神経心理検査など，時間を要する検査は入院で実施されることも多いと思われる．

3 特殊な検査

1）脳磁図(MEG)

脳磁図は，脳活動によって生じる磁場を計測し，その脳活動の発生源(信号源)を推定する検査である．外部からの磁場雑音を遮断するシールドルームの中に置かれた機器で検査が行われる．英語名称の Magnetoencephalography を略して MEG とよばれることが多い．MEG が測定する脳活動は，いわゆる脳波と同じものである．しかし，脳波は電気抵抗の大きい頭蓋骨によって信号が著しく歪められるため，頭皮で計測された脳波から正確な信号源推定を行うのはむずかしい．一方で，磁場はそういった抵抗がないため精度の高い計測が可能である．MEG によるてんかん性放電の信号源推定結果は，てんかん原性領域を推定するうえで有用である．MEG は非常に高価な検査機器のため，導入されている施設は少ない．

2）発作時 SPECT

てんかん発作は過剰な神経細胞の興奮を特徴としているため，発作の原因となっている脳の領域は，発作の最中に代謝と血流が亢進する．つまり，発作を起こしている最中に核種を注射してから，脳血流 SPECT を撮像すると，発作に関連する領域が血流上昇域として画像診断できる．これが発作時 SPECT である．発作が起こるのを待って核種を注射する必要があるので，ある程度発作の多い患者を対象に入院で行う必要がある．また，発作が起こるまで数時間以上にわたって医師が待機する必要があるため，多くの医療資源を要する検査である．発作時 SPECT と発作がないとき(発作間欠期)の SPECT を撮像し，その差分画像を計算して，発作によって有意に血流増加した領域を MRI 上に描出する方法を，SISCOM (subtraction ictal SPECT co-registered to MRI)とよぶ．

(岩崎真樹)

 頻 度 ★ 難易度 ★★★

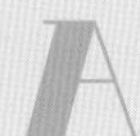

16 どうして心理検査をすることがあるのでしょうか？

Keyword：心理検査，IQ，記憶

A 現在の認知機能を知るため，および治療が認知機能に与える影響を知るために行います．

1 認知機能障害とてんかん

認知機能障害や高次脳機能障害は，てんかんの併存症状として頻度が高く，患者の生活に大きな影響を与える．患者の認知機能を知ることは，てんかん診断の補助にもなる．特発性全般てんかんでは知的機能は概ね正常なことが多い．一方，Lennox-Gastaut 症候群など症候性の全般てんかんでは知的障害を伴うことが多く，また基礎疾患によってはてんかんを発症する前から知的障害を伴うことがある．側頭葉てんかんでは，海馬の機能低下による記銘力障害が目立つことが多い．障害者認定の目安として，心理検査の結果が用いられることもある．

心理検査は，治療の効果や影響を知るためにも重要である．特に外科治療は脳の切除による機能障害のリスクがあるため，必ず術前と術後に心理検査を実施する．たとえば，側頭葉てんかんに対して海馬切除を行うと，てんかん発作はよくなったにもかかわらず，患者が記銘力障害を訴えることがある．そういった手術の影響を知るためには心理検査が欠かせない．

2 知能検査

心理検査はおもに，知能検査と記憶検査に分けられる(表1)．知能検査は，全般的な認知機能を知る目的に実施され，多くの検査ではいわゆる知能指数(intelligence quotient：IQ)が指標として得られる．多数の下位検査の結果を統合して，複数の指数が算出される．たとえば，WAIS-III では 14 の下位検査の結果を統合して，言語性 IQ，動作性 IQ，全検査 IQ，言語理解，知覚統合，作動記憶，処理速度の 7 つの指標が算出される．

知的機能はさまざまな要素からなっていて，全検査 IQ が同じだからといって，認知機能が同じとは限らない．特に，患者の反応速度や注意が低いと，すべての検査結果に影響して，IQ が低く評価される傾向がある．また，患者の十分な協力が得られない状況でも，総じて低い評価となる．てんかん発作の直後やてんかん発作が頻発している時期に検査を実施したり，精神症状を合併している状況では IQ が低めに評価されることもあり，検査を実施した状況をよく把握しておくことが大事である．また，短期間に検査を繰り返すと，前回検査したときの質問を覚えていることから高めの指数が得られることがある．この学習効果(practice effect)を避けるため，検査は数か月から 1 年の間隔を開けて実施することが望ましい．

IQ は 70～130 の間に約 95％の人が収まり，これが正常範囲とみなされる．IQ 50～70 は軽度知的障害，35～50 は中等度知的障害，20～35 が重度知的障害とされるが，検査によっては 50 未満ないしは 40 未満の IQ を測定できない．

表1　おもな心理検査

名称	対象年齢	概ねの所要時間
知能検査		
WAIS-III (Wechsler adult intelligence scale-III)	16〜89 歳	90 分
WISC-IV (Wechsler intelligence scale for children-IV)	5 歳〜16 歳	90 分
WPPSI (Wechsler preschool and primary scale of intelligence)	3 歳 10 か月〜7 歳 1 か月	90 分
田中ビネー知能検査Ⅴ	2 歳〜成人	90 分
総合的な記憶検査		
WMS-R (Wechsler memory scale revised)	16〜74 歳	60 分
リバーミード行動記憶検査(RBMT)	16〜96 歳	30 分
言語性記憶の検査		
標準言語性対連合学習検査(S-PA)	16〜84 歳	10 分
レイ聴覚性言語学習検査(RAVLT)	成人	15 分
視覚性記憶の検査		
ベントン視覚記銘検査(BVRT)	8 歳〜成人	5 分
レイ複雑図形検査(ROCFT)	6〜89 歳	10 分

3 記憶検査

記憶機能は，大きく言語性記憶と視覚性記憶に分けて評価される．言語性記憶は言語優位半球(多くの場合は左脳)の，視覚性記憶は言語非優位半球(多くは右脳)の機能を反映していると考えられている．左側の側頭葉てんかんでは，言語優位半球の海馬の機能障害を反映して言語性記憶が視覚性記憶に比べて下がっていることが多い．言語性記憶と視覚性記憶の乖離は，てんかん焦点や言語優位半球の左右を推測するときに有用な所見である．最もよく用いられるWMS-Rでは，言語性記憶，視覚性記憶，一般的記憶，注意／集中力，遅延再生の5つの指標が得られる．一般的記憶は言語性と視覚性の合計である．

心理検査は，患者の認知機能をすべて評価しているわけではなく，あくまでその検査が着目している機能のみを評価していることに注意が必要である．患者の認知機能には評価が困難なものも多い．側頭葉てんかんの患者は，過去の出来事に対する健忘症状を訴えることが多い．たとえば，1か月前に友人と会食したことをすっかり忘れているような症状である．こういった側頭葉てんかん患者の健忘症状やてんかん性健忘は，比較的短期間の記憶をテストする一般的な記憶検査では評価がむずかしい．

知能検査と記憶検査だけでなく，言語機能を評価する標準失語症検査(SLTA)，注意力を評価するトレイルメーキングテスト(TMT)，前頭葉機能を評価するウィスコンシンカードソーティングテスト(WCST)など，ほかにもさまざまな心理検査がある．

(岩崎真樹)

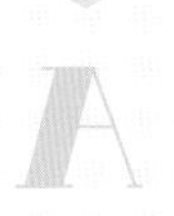

17 どのようなときにてんかんの治療を開始するのでしょうか？

Keyword：治療開始，抗てんかん薬

A ２回目の発作が出現した場合に抗てんかん薬の治療を開始するのが原則であるが，病歴や脳波所見，脳画像検査から総合的に考えて次の発作が起こるリスクが高い場合や高齢者，初回発作が重積状態だった場合は１回目の発作でも治療開始を考慮します．

てんかんの治療を開始する際は，患者に発作抑制の短期的・長期的予後を伝えるとともに，患者の社会的背景を理解し，発作が身体的社会的に与える影響や抗てんかん薬のリスク・ベネフィットを十分に説明したうえで，患者の自己決定を尊重すべきである．

治療においては，①治療の開始時期と②薬剤選択を検討する．

1 治療の開始時期

てんかんの治療は発作抑制と，それによる社会生活とQOLの向上を目的とする．抗てんかん薬を用いた薬物療法を行うが，原則として初回発作では治療を開始しない．というのも初期てんかんと孤発発作に関する報告[1]では初回発作後の5年間の再発率は約35％となり，孤発発作も多いからである．2回目の発作後1年以内の再発率は73％と高率になるため，通常は2回目の発作後に治療を開始する．また初回発作後に治療を開始した群では2回目以降の群に比べて抗てんかん薬の副作用の訴えが多かったが長期予後は変わらず，QOLには有意差がみられなかった[1]．

初回発作後に2回目の発作を生じるリスク因子に関して，同研究では発作再発リスクを低～高リスクに分類している（表1）．また脳卒中や中枢神経系感染症，外傷などの脳障害のある患者では，初回発作後2回目の発作を起こすリスクは，2回目発作後の再発リスクと変わらないことを受けて，国際抗てんかん連盟（ILAE）は2014年に「てんかんの実用的臨床定義」を提唱し，初回発作直後でも治療を開始する基準を示した．日本神経学会「てんかん診療ガイドライン2018」では初回発作の時点で治療開始を考慮する因子として，表2があげられている[2]．

また患者の社会的状況や希望により初回発作から治療を開始してもよい．

例外として，年齢依存性てんかんの一部（ローランドてんかんなど）では時期がくると発作は

表1　初回発作後の再発リスク

低リスク	中リスク	高リスク
初回発作のみ	発作が2回 もしくは3回出現	発作が3回以上
	神経学的異常 もしくは 脳波異常を有する	神経学的異常 かつ 脳波異常を有する

＊脳波異常：あくまでも臨床症状と合致するてんかん性異常波であり，Wicket棘波や14 Hz&6 Hz陽性棘波などの正常亜型の脳波はここには含まれない．自閉症スペクトラム障害や脳性麻痺の患者では，てんかん原生とは関係なく脳波異常もあることに注意する．

表2　初回発作後に治療開始を考慮する因子

高齢者
神経学的異常
脳波異常
脳画像病変
てんかんの家族歴

〔第3章　成人てんかんの薬物療法．*In*. てんかん診療ガイドライン2018（日本神経学会 監，「てんかん診療ガイドライン」作成委員会 編）．医学書院，25-38，2018より作成〕

自然に寛解することが知られている．その場合，発作を繰り返しても夜間に限局し日常生活に影響を与えない場合などは，患児・家族に予後を説明し経過観察をすることがある．

2 薬剤選択

治療は抗てんかん薬による薬物療法が基本となる．発作型・発作症状，患者の性別や年齢，併存疾患やアレルギー体質などの特性，内服中の他の薬剤との相互作用，金銭面を含めた社会状況などを複合的に検討し，多様な作用機序をもつ薬剤の中から選択する（詳細な薬剤選択は各論で行う）．

薬剤は単剤少量から開始し，徐々に増量していく．発作が抑制されていれば，添付文書の適正量や血中濃度の治療域に達していなくとも増量する必要はない．1剤を十分量使用しても発作が十分に抑制されない場合は，2剤目の単剤治療へと切り替えていく．まずは1剤目に2剤目を追加しばらく様子をみる．多剤療法が単剤治療より効果を認めるというエビデンスはなく[3]，副作用や相互作用，薬剤管理の面で単剤治療が望ましい．2剤目が有効であれば徐々に増量しつつ，1剤目を減量中止していく．単剤治療が限界で，やむを得ず多剤療法を行う場合は，異なる作用機序をもつ薬剤を組み合わせることを心がける[4]．

治療の過程で発作症状が変化し（例：全身けいれん→意識消失発作→意識保持発作），患者は「新たな発作症状が追加した」と不安になることがある．発作症状を詳細に聴取すると治療効果により発作が脳内のより狭い範囲に限局された結果と判明することが多い．また新たな症状（特に意識保持発作）を発作と自覚していない場合もある．薬剤調整の過程では元来の発作症状以外だけでなく，想定されうる症状を積極的に問診すべきである．

3 治療における脳波検査の役割

脳波検査における発作間欠期てんかん性異常波は，てんかんの診断・詳細な発作焦点の検討に有用である．特に初回発作後に特定のてんかん症候群で出現する脳波異常（3 Hz 棘徐波）や，臨床症状に矛盾しない局在性棘波・棘徐波の出現は，てんかんの診断根拠のうち大きな比重を占める．

しかし脳波異常の存在は臨床的な発作コントロール不良を意味したり，発作の重症度を示すものではない[5]．よって一定量の抗てんかん薬で発作が抑制されれば，脳波異常が残存していても基本的に薬剤増量の必要はない．

発達障害を有する小児では，発作間欠時脳波異常が行動異常や認知機能に影響しているという報告もあり[6]，発作が抑制されている場合でも例外的に薬剤調整を継続する場合もある．

▶ 文献

1）Marson AG.: When to start antiepileptic drug treatment and with what evidence? *Epilepsia* **49**: 3-6, 2008
2）第3章　成人てんかんの薬物療法. *In.* てんかん診療ガイドライン 2018（日本神経学会 監,「てんかん診療ガイドライン」作成委員会 編）. 医学書院, 25-26, 2018
3）Schmidt D.: Drug treatment strategies for epilepsy revisited: starting early or late? One drug or several drugs? *Epileptic Disord* **18**: 356-366, 2016
4）Deckers CL, *et al.*: Selection of antiepileptic drug polytherapy based on mechanisms of action: The evidence reviewed. *Epilepsia* **41**: 1364-1374, 2000
5）Selvitelli MF, *et al.*: The relationship of interictal epileptiform discharges to clinical epilepsy severity: a study of routine electroencephalograms and review of the literature. *J. Clin. Neurophysiol* **27**: 87-92, 2010
6）Kanemura H. *et al.*: EEG improvements with antiepileptic drug treatment can show a high correlation with behavioral recovery in children with ADHD. *Epilepsy Behav* **27**: 443-448, 2013

▶ 参考文献

・井上有史・他：日本てんかん学会ガイドライン作成委員会報告－成人てんかんにおける薬物治療ガイドライン，てんかん研究 23：249-253，2005

（宮川　希）

頻　度　★★★　　難易度　★★

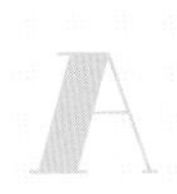

Q18 どの程度発作がなければ治療を終了できますか？脳波異常があっても治療を終了できますか？

Keyword：治療終結，再発

A　3年以上発作が抑制されれば小児は積極的に，成人は社会状況に応じて減薬を検討します．脳波異常は発作再燃リスク因子です．脳波異常がある場合には，てんかん症候群分類や病歴，過去の脳波所見などの情報を総合的に考えて断薬を検討します．

てんかんの治療を開始した時点から患者・家族が最も気になることの一つとして「治療はいつ終了するのか」という将来の見通しである．発作寛解が一定期間得られた後，副作用や併用薬との相互作用などを考えて抗てんかん薬を中止できればいいが，同時に発作再燃のリスクを伴う．患者のてんかん症候群だけでなく，年齢や社会背景なども含め，患者個々に検討が必要である．

1 小児における発作治療終結

小児では抗てんかん薬の認知面，行動面に対する副作用を考えると，積極的に治療を終了したい．良性のてんかん症候群(表1)では断薬後の再発率は極めて低く，また再発した場合でも抗てんかん薬の再開で発作抑制は容易なため，積極的な抗てんかん薬終了が望まれる．一般的には3年間発作がなければ断薬を検討してもいいだろう．ただし，若年ミオクロニーてんかんは断薬による発作再燃率は高率といわれている．それ以外のてんかん症候群の断薬による発作再燃率は「症候性てんかんのほうが特発性てんかんよりも高い」といった相対的なものにとどまる．

表1　良性のてんかん症候群

・中心・側頭部に棘波をもつ良性小児てんかん
・後頭部に突発波をもつ小児てんかんのPanayiotopoulos型
・乳児良性部分てんかん
・乳児良性ミオクロニーてんかん

小児てんかんの薬物治療終結ガイドラインでは，断薬開始の目安と脳波所見による断薬に関しては以下のように述べている．

- 断薬時期：3年以上の発作寛解(良性のてんかん症候群では2年)で断薬を考慮する．年齢依存性てんかん性脳症，脳器質病変のあるもの，良性のてんかん症候群以外の症候性てんかん，発作抑制に時間がかかったもの，若年ミオクロニーてんかんは慎重になるべきである．
- 脳波所見：てんかん性放電のないほうが再発率は低い．てんかん放電がある場合は，それが以前より悪化していないか頻発していなければ，再発の危険因子をふまえつつ断薬を考慮する．

抗てんかん薬を減量する際は少量ずつ時間をかけ，適宜脳波検査を行う．再発は断薬後1年以内に60〜90%と多く，2年目に10%あり，3年目以降は非常に少ない．発作再発の唯一の指標は脳波検査であり，断薬後にてんかん放電を認めた例では，てんかん放電のない例の2倍だった．そのため断薬後も適宜脳波検査を行うことが望ましいが，薬剤再開に関しては脳波異常の程度や患者・家族の意向を踏まえて検討する．

2 成人における治療終結

小児期発症を含め，成人期における治療終結は小児期よりも慎重にならざるを得ない．それは小児のような予後良好な症候群はなく，後述の再発危険因子に含まれる症候性てんかんの占める割合が大きいためである．一方で患者の妊娠希望などを機に減薬を試み，結果として治療終結することもある．治療終結によるベネフィットと発作再燃に伴うリスクを患者とともに十分に話し合い，最終的な決定は患者本人にゆだねるべきである．

再発の危険因子として，①発症から発作寛解に至るまでの期間が長い，②寛解に至るまでの発作回数が多い，③発作寛解持続期間が短い，④発症年齢が青年期以降，⑤強直間代発作・ミオクロニー発作の存在，⑥症候性てんかん，⑦熱性けいれんの既往，⑧知的障害・神経学的異常所見の合併，⑨薬剤減量前の脳波異常の存在や減薬中の悪化，⑩抗てんかん薬を 2 種類以上内服していることがリスク因子とされている（表 2）．再発は半数が薬物減量中に，9 割が断薬後 1 年以内に生じるとされる．発作が再燃した時点で内服を再開すれば，多くは再度寛解状態となるが，もとの寛解状態に戻ることはできない例も存在する．また寛解状態に達するまで数年～10 年以上要する場合もある．

成人における発作再発は，自動車運転や就労など社会生活への影響が大きく，治療終結を試みるよりも現行治療を継続することが多い．特に運転免許に関しては減薬開始から薬剤中止後 6 か月は運転を控えることが必要であることに加え，発作再燃時にはさらに 2 年間運転が禁じられるからである．成人の治療終結は進学や就労，今後単身生活をする予定があるかどうか，結婚や妊娠・出産，子育てといったライフイベントを主治医と相談しながら，余裕をもった計画が必要である．

表 2　成人における再発の危険因子

治療～発作寛解まで	期間が長い
	発作回数が多い
発作寛解の持続が短い	
発症年齢が青年期以降	
強直間代発作・ミオクロニー発作の既往	
症候性てんかん	
熱性けいれんの既往	
知的障害，神経学的異常の併存	
脳波異常の存在	
2 種類以上の抗てんかん薬を内服	

▶ 参考文献
・ 須貝研司・他：小児てんかんの薬物治療終結のガイドライン．てんかん研究 **28**：40-47，2010
・ 日吉俊雄・他：成人てんかんの薬物治療終結のガイドライン．てんかん研究 **27**：417-422，2010
・ 第 11 章　てんかん治療の終結．*In.* てんかん診療ガイドライン 2018（日本神経学会 監，「てんかん診療ガイドライン」作成委員会 編）．医学書院，113-120，2018

（宮川　希）

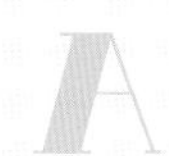

Q19 小児のてんかんで，抗てんかん薬はどのように選択されるのですか？

Keyword：発作型，てんかん症候群

A 発作型，てんかん症候群の診断に基づいて，効果の期待できる薬剤を選択することが原則です．

てんかん発作に対する薬剤選択の基本は，発作型にあった薬剤を選択することであり，小児のてんかんの場合も同様である．発作型は，大きく全般発作と焦点起始発作に分けられ，それぞれに対して適した抗てんかん薬を選択していく．全般発作は，全般強直間代発作，欠神発作，ミオクロニー発作で選択する使用する抗てんかん薬がやや異なる．したがって，抗てんかん薬の選択の前に，てんかんの診断を正確に行うことが必要である．実際には，どの発作型か判断がむずかしい場合もあり，その場合は発作が増悪しないよう薬剤選択上注意が必要である．このほか，抗てんかん薬の選択する際に考慮することを表1に示す．

てんかん発作の発症年齢，症状，脳波所見が共通するグループは，てんかん症候群と名づけられており，小児期には年齢とともに起こりうるてんかん症候群が異なる．てんかん症候群によっては，効果のある治療方法が概ね決まっている場合もある．

乳児期に発症する代表的なてんかん症候群として，West症候群があげられる．てんかん性スパズム，特徴的な脳波所見であるヒプスアリスミア，発達の遅れが共通する症状である．West症候群に対しては，一般的な抗てんかん薬のほか，副腎皮質刺激ホルモン（ACTH）の注射剤と抗てんかん薬の一種であるビガバトリンが使われることがある．ACTHにより副腎が刺激され副腎皮質ホルモンが分泌されることにより，体重増加，食欲増進，易感染性，気分の変調などが出現することがある．また，ビガバトリンも国内ではWest症候群にのみ適応がある薬剤であり，特に神経皮膚症候群の一つである

表1　抗てんかん薬選択で考慮されることの例

項目	具体例
発作型	発作型によって抗てんかん薬を選択 表2を参照
てんかん症候群	てんかん症候群によって，効果的な薬剤が知られている場合がある 例：West症候群に対するACTH療法
年齢	薬剤の適応年齢を考慮
性別	思春期以降の女性には妊娠を考慮した薬剤選択を行う
抗てんかん薬の組み合わせ	抗てんかん薬の相互作用など
副作用	起こりうる副作用を考慮．また，副作用で内服継続困難な場合は，効果があっても変更することもある

表2　てんかんの発作型とよく処方される薬剤の例（この例に限らないことに注意）

発作型		薬剤
焦点起始発作		カルバマゼピン，ラモトリギン，レベチラセタムなど
全般発作	全般強直間代発作	バルプロ酸など
	欠神発作	バルプロ酸，エトスクシミド，ラモトリギンなど
	ミオクロニー発作	バルプロ酸，クロナゼパム，レベチラセタム，トピラマートなど

結節性硬化症に併発するWest症候群に効果的だが，症状改善の期待される一方，視野障害，白質病変などの副作用があり，定期的な眼科的診察や頭部MRI検査を受ける必要がある．

中心側頭部に棘波をもつ自然終息性てんかんは，就学前後に発症し，思春期前後に自然に終息する．発作としては睡眠中に起こる口部自動症や，半身の焦点起始発作，あるいは焦点起始両側強直間代発作(二次性全般化)もみられることがある．脳波では，ローランド発射といわれる中心部から側頭部の棘徐波複合がみられ，診断の根拠となる．この疾患は，焦点てんかんの一種であり，カルバマゼピンやレベチラセタムなどが効果的なことが多い．

短時間(10秒前後)，意識レベルが低下し，その際の発作時の脳波で3 Hzの割合で棘徐波複合が出現する定型欠神発作は，全般てんかんでみられ，エトサクシミド，バルプロ酸の効果が高く，ラモトリギンやベンゾジアゼピン系薬剤も処方されることがある．

薬剤によっては，特定の難治てんかん，てんかん症候群にのみ処方が認められている場合がある．ルフィナミドは，Lennox-Gastaut症候群にのみ，スチリペントールはDravet症候群でバルプロ酸，クロバザムと併用することを条件に承認されている．

抗てんかん薬の用量の調節も，小児と成人で変わるものはない．基本的には，単剤(1種類の薬剤)での治療が勧められており，まず，一つの薬剤で効果が得られる最大量まで増量する．それでも十分な効果が得られない，あるいは副作用などでそれ以上増量できない場合には，次の候補薬を試していく．

単剤のみで効果が得られない場合には2剤以上を組み合わせる多剤療法が行われる．より高い効果を期待して，作用機序の異なる薬剤が組み合わされることが多い．期待どおりに効果を発揮することもあるが，一方で，副作用が単剤よりもより強い，あるいはより多様になることもあり，その結果，内服継続や，十分な量を内服することがむずかしくなったりすることもある．また，組み合わせによっては，薬剤同士での相互作用により，一方の血中濃度が上昇したり，低下したりすることもある．これは，薬剤の代謝に関係する酵素の作用が亢進したり，あるいは阻害されたりするためにみられる現象である．たとえば，バルプロ酸はラモトリギンの代謝を阻害するために，両者の併用ではラモトリギンの濃度が上昇する．作用機序が共通した薬剤を組み合わせると，より副作用が増強することがあるため，一般的には避けることが多いが，意図的に使用することもある．

抗てんかん薬は数か月から数年にわたって内服継続する必要があるため，副作用を許容できるかどうかも薬剤選択の重要な因子である．薬剤による眠気，多動や易刺激性などが学校生活での適応に支障となることがある．こういった場合には，てんかん発作に効果的であっても，薬剤の変更を余儀なくされることもありうる．また，薬疹が出現した場合には，内服を中止し，他の薬剤に変更する必要がある．

女性の小児患者では，ある程度の年齢に達した時点で，妊娠などの可能性を考慮した薬剤に変更することを検討する必要がある．特にバルプロ酸やフェニトイン，フェノバルビタールといった薬剤は胎児に影響する可能性があるため，思春期ごろからは，ラモトリギンをはじめとする他の薬剤への移行を行うことが多い．一方，これらの薬剤以外での発作コントロールが困難な場合には，最小限の用量で継続することもある．

▶ 参考文献

・ 第4章　小児期・思春期のてんかんと治療．*In*. てんかん診療ガイドライン2018(日本神経学会 監,「てんかん診療ガイドライン」作成委員会 編)．医学書院，39-51，2018

(齋藤貴志)

成人のてんかんで，抗てんかん薬はどのようにして選択されるのですか？

Keyword：薬物治療，成人，選択薬

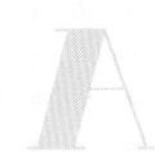

てんかん類型，年齢，内科的な合併症，併用薬，精神症状のリスクを考慮して選択されます．

初回の非誘発性発作症例の5年以内での発作出現率は約35%であるが，2回目の発作後の1年以内の再発率は73%となる[1]．初回の非誘発性発作では，原則として抗てんかん薬は開始しない．神経学的異常，脳波異常，脳画像病変，てんかんの家族歴がある場合は再発率が高く，治療開始を考慮する．患者の社会的状況，希望を考慮し初回発作後から治療を開始してもよい．高齢者では初回発作後の再発率が高いため，初回発作後からの治療を考慮する．2回目の発作が出現した場合は，抗てんかん薬の開始が推奨される．

新規発症てんかんでは，通常単剤で治療を開始する．焦点てんかんでは，第一選択薬としてカルバマゼピン，レベチラセタム，ラモトリギン，次いでトピラマート，ゾニサミドが推奨される(表1)[1]．第二選択薬としてクロバザム，クロナゼパム，ガバペンチン，ラコサミド，フェノバルビタール，ペランパネル，フェニトイン，バルプロ酸が推奨される．

全般起始発作では，バルプロ酸の発作抑制効果は他剤より高い．妊娠可能な年齢の女性では，バルプロ酸以外の薬剤を優先する．新規発症の全般てんかんでは，強直間代発作，間代発作に対する第一選択薬として，バルプロ酸が推奨される．第二選択薬としてクロバザム，レベチラセタム，ラモトリギン，フェノバルビタール，ペランパネル，フェニトイン，トピラマート，ゾニサミドが推奨される．強直発作，脱力発作では，第一選択薬としてバルプロ酸，第二選択薬としてレベチラセタム，ラモトリギン，トピラマートが推奨される．ミオクロニー発作では，第一選択薬としてクロナゼパム，バルプロ酸，第二選択薬としてクロバザム，レベチラセタム，フェノバルビタール，ピラセタム，トピラマートが推奨される．欠神発作では，第一選択薬としてエトスクシミド，バルプロ酸，第二選択薬としてラモトリギンが推奨される．

フェニトインは強直間代発作を増悪させることがある(表2)[1]．ガバペンチンはミオクロニー発作を増悪させることがある．カルバマゼ

表1　新規発症てんかんの選択薬

発作型	第一選択薬	第二選択薬
焦点起始発作	CBZ, LEV, LTG >TPM, ZNS	CLB, CZP, GBP, LCM, PB, PER, PHT, VPA
強直間代発作 間代発作	VPA	CLB, LEV, LTG, PB, PER, PHT, TPM, ZNS
強直発作 脱力発作	VPA	LEV, LTG, TPM
ミオクロニー発作	CZP, VPA	CLB, LEV, PB, PIR, TPM
欠神発作	ESM, VPA	LTG

(CBZ：カルバマゼピン，CLB：クロバザム，CZP：クロナゼパム，ESM：エトスクシミド，GBP：ガバペンチン，LCM：ラコサミド，LEV：レベチラセタム，LTG：ラモトリギン，PB：フェノバルビタール，PER：ペランパネル，PHT：フェニトイン，PIR：ピラセタム，TPM：トピラマート，VPA：バルプロ酸，ZNS：ゾニサミド)
〔第3章　成人てんかんの薬物療法. *In.* てんかん診療ガイドライン2018(日本神経学会 監,「てんかん診療ガイドライン」作成委員会 編)．医学書院，25-38，2018〕

表2　慎重投与すべき薬剤

発作型	慎重投与すべき薬剤
強直間代発作 間代発作	PHT
強直発作 脱力発作	CBZ, GBP
ミオクロニー発作	CBZ, GBP, PHT
欠神発作	CBZ, GBP, PHT

(CBZ：カルバマゼピン，GBP：ガバペンチン，PHT：フェニトイン)
〔第3章　成人てんかんの薬物療法. *In*. てんかん診療ガイドライン2018(日本神経学会 監,「てんかん診療ガイドライン」作成委員会 編). 医学書院, 25-38, 2018〕

ピンでミオクロニー発作や欠神発作が増悪することがあるため，特発性全般てんかんには使用されない．進行性ミオクローヌスてんかん症候群(progressive myoclonus epilepsy：PME)の代表的疾患であるUnverricht-Lundborg病では，フェニトインの使用により，当座の発作の抑制には効果的であるが生命予後を悪くするとする大規模研究がある．ベンゾジアゼピン系薬物は，Lennox-Gastaut症候群で強直発作を増悪することがある．

薬剤抵抗性てんかん，辺縁系発作，精神障害の家族歴や既往のある患者では，精神症状合併のリスクがあり，抗てんかん薬の多剤併用，急速増量，高用量投与に注意する．

既存の抗てんかん薬の多くは肝代謝であったが，新規抗てんかん薬では腎代謝の薬剤が少なくない．腎機能障害や肝機能障害を合併した患者では，代謝・排泄経路(肝代謝：ベンゾジアゼピン系，カルバマゼピン，フェニトイン，バルプロ酸，フェノバルビタール，肝腎代謝：ラモトリギン，トピラマート，腎代謝：ガバペンチン，レベチラセタム)を考慮して抗てんかん薬を選択する．カルバマゼピン，フェニトインは心伝導系異常を悪化させることがある．カルバマゼピン，フェノバルビタール，トピラマート，ゾニサミドは認知機能を低下させることがある．バルプロ酸によりパーキンソン症状が出現することがある．フェニトインは低アルブミン血症患者で使用すると，アルブミン結合率が低下し遊離型が増加するため作用が増強される．

合併症・併存症のない高齢者の焦点起始発作には，カルバマゼピン，ガバペンチン，レベチラセタム，ラモトリギンが推奨される．合併症・併存症のある高齢者の焦点起始発作には，ガバペンチン，レベチラセタム，ラモトリギンが推奨される．全般起始発作では，レベチラセタム，ラモトリギン，トピラマート，バルプロ酸が推奨される．

既存の抗てんかん薬は，他の抗てんかん薬を含め他剤との相互作用が大きい．肝代謝酵素の誘導・抑制作用による血中濃度の相互作用もあり注意が必要である．てんかん発作の閾値を低下させる薬物もある．薬剤を併用する際は，血中濃度の低下，発作コントロールの悪化に注意が必要である．酸化マグネシウムでガバペンチンの吸収が阻害され，血中濃度が低下することがある．制酸薬で肝代謝酵素が抑制され，フェニトインの血中濃度が上昇することがある．

発作が抑制されている患者では，服用中の薬剤を後発品に切り替えないことが推奨される．

▶ 文献

1）第3章　成人てんかんの薬物療法. *In*. てんかん診療ガイドライン2018(日本神経学会 監,「てんかん診療ガイドライン」作成委員会 編). 医学書院, 25-38, 2018

(金澤恭子)

　頻　度 ★★★　難易度 ★★★

Q21 抗てんかん薬の副作用にはどのようなものがありますか？

Keyword：薬物治療，副作用，催奇形性

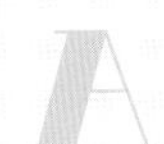

A　それぞれの薬剤で，薬剤に対する特異体質による反応，用量依存性の副作用，長期服用に伴う副作用があります．

抗てんかん薬の副作用は，アレルギー機序が関与する薬剤に対する特異体質による急性初期反応（表 1）[1]，用量依存性の神経系への抑制作用（表 2）[1]，長期服用時にみられる慢性期副作用に大別される[1]．

薬剤に対する特異体質による反応は，比較的頻度の高い皮疹が代表的な副作用である．まれな副作用であるが重篤な副作用として，Stevens-Johnson 症候群（SJS），薬剤性過敏症症候群（drug-induced hypersensitivity syndrome：DIHS），中毒性表皮融解壊死症（toxic epidermal necrolysis：TEN）がある．DIHS とは，皮疹に加え，臓器障害，好酸球増多，リンパ節腫脹を伴う薬剤過敏性反応である[2]．SJS，TEN は一連のスペクトラム疾患とされ（表皮剝離＜体表面積の 10％：SJS，体表面積の 10％≦表皮剝離≦30％：SJS/TEN overlap，体表面積の 30％＜表皮剝離：TEN），発熱と眼粘膜，口唇，外陰部などの重症の粘膜疹を伴い，紅斑と表皮の壊死性障害に基づく水疱，びらんを特徴とする[3]．これらの病態が疑わしい場合はただちに被疑薬を中止したうえで皮膚科専門医にコンサルトする．汎血球減少，骨髄抑制，肝障害などもアレルギー性機序で副作用としてみられることがある．多くの場合これらの特異体質による副作用は，投与開始 1～2 週から 2～3 か月以内に生じるので，投与開始初期には十分注意する．

神経系への抑制による副作用（neurotoxic side-effect）には，めまい，眼振，複視，眠気，悪心，食欲低下，小脳性運動失調，精神症状など多くの副作用がある．これらの副作用の多くは

表 1　おもな抗てんかん薬の特異体質による副作用

薬剤	副作用
CBZ, LTG, PB, PHT, PRM	皮疹 SJS TEN DIHS 肝障害 汎血球減少 血小板減少
ESM	皮疹 汎血球減少
RFN	QT 短縮 SJS DIHS てんかん重積状態 攻撃性
ST	皮疹 白血球減少 呼吸促迫 知覚障害
STP	QT 延長 睡眠障害 攻撃性 注意欠如多動症 多弁
VPA	肝障害 膵炎

（CBZ：カルバマゼピン，DIHS：薬剤性過敏症症候群，ESM：エトスクシミド，LTG：ラモトリギン，PB：フェノバルビタール，PHT：フェニトイン，PRM：プリミドン，RFN：ルフィナミド，SJS：Stevens-Johnson 症候群，ST：スルチアム，STP：スチリペントール，TEN：中毒性表皮融解壊死症，VPA：バルプロ酸）

〔第 7 章　抗てんかん薬の副作用．*In*. てんかん診療ガイドライン 2018（日本神経学会 監，「てんかん診療ガイドライン」作成委員会 編）．医学書院，74-75，2018〕

表2　おもな抗てんかん薬の用量依存性の副作用

CBZ	心伝導系障害・心不全，眼振，めまい，複視，運動失調，聴覚異常，眠気，悪心，認知機能低下，低ナトリウム血症
CLB, CZP	運動失調，眠気，行動障害，流涎
ESM	眠気，行動障害
GBP	めまい，運動失調，眠気 ミオクローヌス
LEV	眠気，行動異常，不機嫌
LTG	めまい，複視，眠気，興奮
PB	めまい，運動失調，眠気，認知機能低下
PHT	心伝導系障害・心不全，眼振，めまい，複視，運動失調，眠気 固定姿勢保持困難(asterixis)，末梢神経障害
PRM	めまい，運動失調，眠気
RFN, ST	眠気，食欲不振
STP	運動失調，眠気，不眠，食欲不振
TPM	眠気，言語症状，精神症状，食欲不振，代謝性アシドーシス，発汗減少
VPA	振戦，パーキンソン症候群 血小板減少，低ナトリウム血症，アンモニア上昇
ZNS	眠気，認知機能低下，言語症状 精神症状，食欲不振，代謝性アシドーシス 発汗減少

(CBZ：カルバマゼピン，CLB：クロバザム，CZP：クロナゼパム，ESM：エトスクシミド，GBP：ガバペンチン，LEV：レベチラセタム，LTG：ラモトリギン，PB：フェノバルビタール，PHT：フェニトイン，PRM：プリミドン，RFN：ルフィナミド，ST：スルチアム，STP：スチリペントール，TPM：トピラマート，VPA：バルプロ酸，ZNS：ゾニサミド)

〔第7章　抗てんかん薬の副作用．*In*. てんかん診療ガイドライン2018(日本神経学会 監,「てんかん診療ガイドライン」作成委員会編)．医学書院，74-75，2018〕

用量依存性である．

抗てんかん薬を長期に服用することに伴って出現する副作用もある．ガバペンチン，バルプロ酸で体重が増加，トピラマートで減少することがある．フェニトインで多毛，バルプロ酸で脱毛をきたすことがある．トピラマート，ゾニサミドで尿路結石をきたすことがある．フェニトインで小脳萎縮，歯肉増殖をきたすことがある．酵素誘導薬(カルバマゼピン，フェノバルビタール，フェニトイン，プリミドン)およびバルプロ酸は，骨粗鬆症のリスクファクターである．

抗てんかん薬による副作用の同定には，系統的な副作用チェックが有用とされている．

抗てんかん薬には，胎児や，出生後の精神神経発達に対する副作用もある．抗てんかん薬を投与されていた場合は，母がてんかんでない場合や，てんかんだが無治療であった場合に比し，胎児の大奇形の頻度は高くなる(4〜6% vs. 2〜3%)[4]．頻度が高いのは，神経管閉鎖不全，心奇形，尿路奇形，骨格異常，口唇裂である．大奇形のリスクが最も高いのはバルプロ酸である[5]．フェノバルビタール，フェニトイン，トピラマート，ついでカルバマゼピン，オクスカルバゼピン，ゾニサミドもリスクが比較的高い．最もリスクが低いと考えられるのはレベチラセタム，ラモトリギンである．多くの抗てんかん薬を併用する場合もリスクは高くなる．また，バルプロ酸は出生後の精神神経学的な発達の遅滞との関連が指摘されている．

▶ 文献

1) 第7章　抗てんかん薬の副作用．*In*. てんかん診療ガイドライン2018(日本神経学会 監,「てんかん診療ガイドライン」作成委員会編)．医学書院，74-75，2018
2) Cacoub P, *et al*.: The DRESS syndrome: a literature review. *Am J Med* **124**: 588-597, 2011
3) Sekula P, *et al*.: Comprehensive survival analysis of a cohort of patients with Stevens-Johnson syndrome and toxic epidermal necrolysis. *J Invest Dermatol* **133**: 1197-1204, 2013
4) Meador KJ, *et al*.: Pregnancy registries in epilepsy: a consensus statement on health outcomes. *Neurology* **71**: 1109-1117, 2008
5) Pennell PB: Use of Antiepileptic Drugs During Pregnancy: Evolving Concepts. *Neurotherapeutics* **13**: 811-820, 2016

(金澤恭子)

Q22 どうして薬は毎日飲む必要があるのでしょうか？

Keyword：薬，定常状態

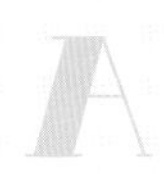

A 薬の効果を安定して発揮するためです．

てんかんの発作を抑える薬の効くしくみは，脳神経の異常な興奮を抑えることである(図１)．

薬が体の中に入ると，おもに腸などの消化管から吸収されて血液の流れに乗って薬の効くところへ運ばれる．てんかんの場合は脳の神経が薬の効くところになる．効果を発揮し終わった薬は再び血液の流れに乗って体の外へ出ていく．薬が効果を発揮するためには決まった量以上，薬の効くところに薬が存在している必要がある．薬を一度飲んだだけでは一定の時間が経つと体の外へ薬が出ていってしまい，薬の効果を発揮することができなくなる．こうした理由から効果を維持するために一定のペースで薬を飲み続ける必要がある．一定のペースで薬を飲み続けていると，吸収される薬の量と外へ出される薬の量が一定になり，血液の中の薬の量が安定するようになる．これを定常状態とよぶ(図２)．定常状態に達するには一度飲んだ薬が血の中で半分になるまでの時間(半減期とよぶ．それぞれ薬ごとに異なる)の4～5倍の期間は決められた量を毎日飲む必要がある．定常状態で薬の量が安定するとその状態に脳の神経が慣れていく．そうすることでてんかんの発作が安定して抑えられることになる．薬を急に止めたり，飲むのを忘れたりすると薬がある状態で脳の神経が慣れているのでてんかん発作が出やすくなってしまう．

こういった理由でてんかんの薬は決められた量を毎日飲む必要がある．

(大竹将司)

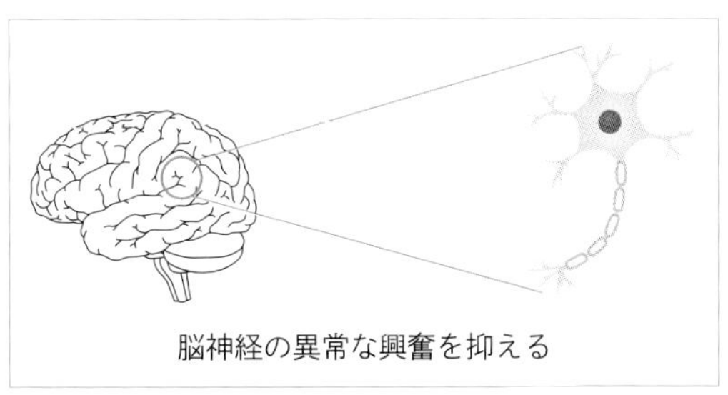

図１　てんかんの薬の効くしくみ

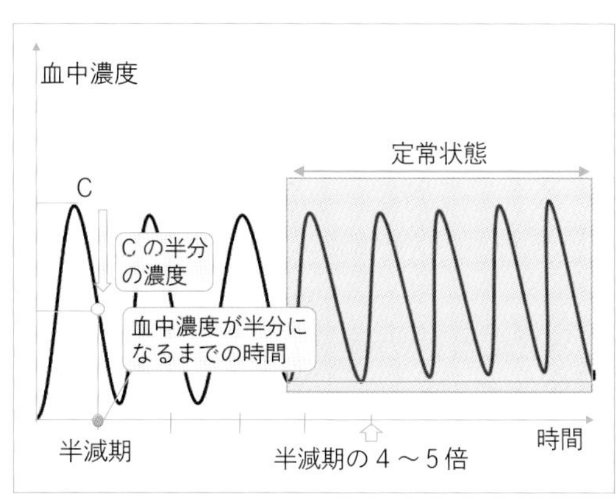

図２　定常状態

23 飲み合わせに気をつけたほうがよい薬はありますか？

Keyword：薬，相互作用，血中濃度

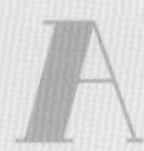

タダラフィルやボリコナゾール，カルバペネム系の抗菌薬など一緒に使えない薬もあります．

てんかんの治療に使われる薬のなかには他の薬と飲みあわせに気をつけたほうがよい薬もある．たとえばてんかんの薬であるカルバマゼピンやフェニトイン，フェノバルビタールには他の薬剤の効果を低下させる性質がある．そのため，タダラフィルという肺高血圧症の薬やボリコナゾールという真菌（カビの仲間）を減らす薬の効果を低下させてしまうので一緒に使うことができない（図1）．また，細菌の数を減らして感染症を治療する薬のなかで，カルバペネム系とよばれる種類の薬（パニペネム・ベタミプロン，メロペネム，イミペネム・シラスタチン，ドリペネム，ビアペネム）はてんかんの薬であるバルプロ酸の効果を低下させるため一緒に使うことができない（図2）．

このほかにも一緒に使うことができないわけではないが一緒に使うと影響が出る薬もある．抗てんかん薬同士で具体的な例をあげると，ラモトリギンとバルプロ酸ナトリウムがある．ラモトリギンとバルプロ酸を併用するとラモトリギンのグルクロン酸抱合（効果を弱めて体の外に排出しやすくする反応）をバルプロ酸が邪魔するのでラモトリギンの血中濃度が増えて効果が強く出ることがある（図3）．また，カルバマゼピンやフェニトイン，フェノバルビタールなどと一緒に使うとラモトリギンの抱合（効果を弱めて体の外に排出しやすくする反応）を助ける働きがあるので逆にラモトリギンが効きづらくなる．

抗てんかん薬とその他の薬の組み合わせでは，細菌の数を減らすクラリスロマイシンやエリスリスロマイシンなどの薬はカルバマゼピンの代謝（体の中で化学反応を起こし，別の物質

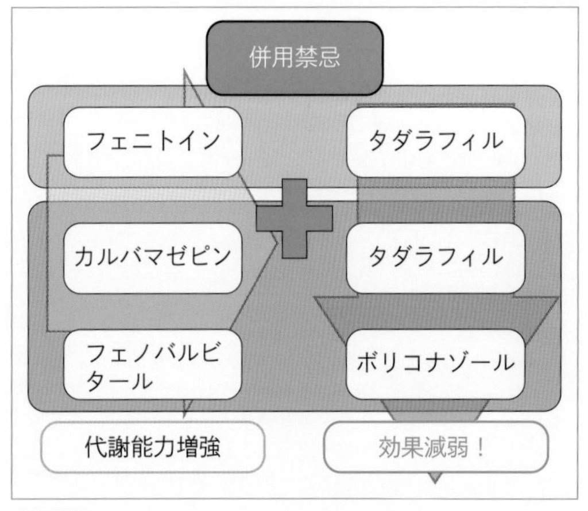

図1　フェニトイン，カルバマゼピン，フェノバルビタールと相互作用

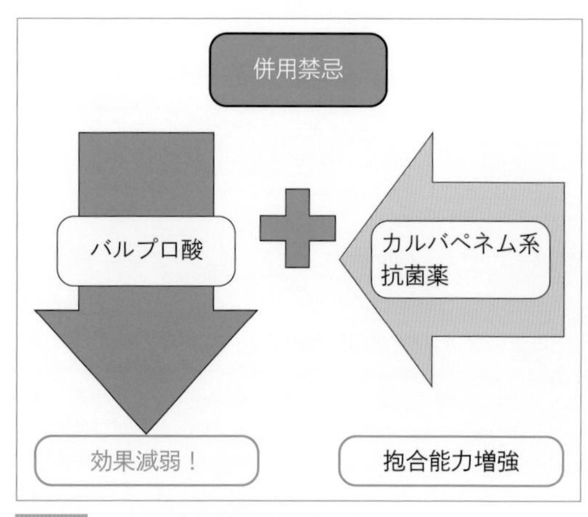

図2　バルプロ酸と相互作用

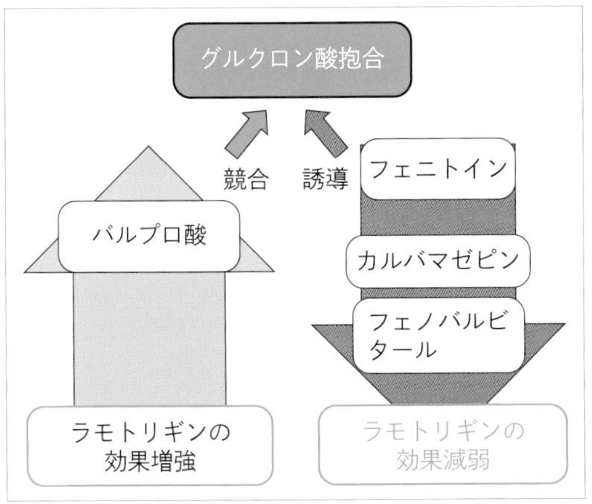

図 3　ラモトリギン酸と相互作用

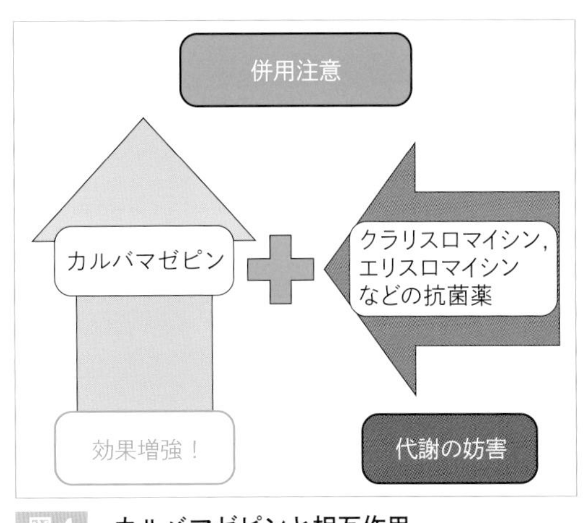

図 4　カルバマゼピンと相互作用

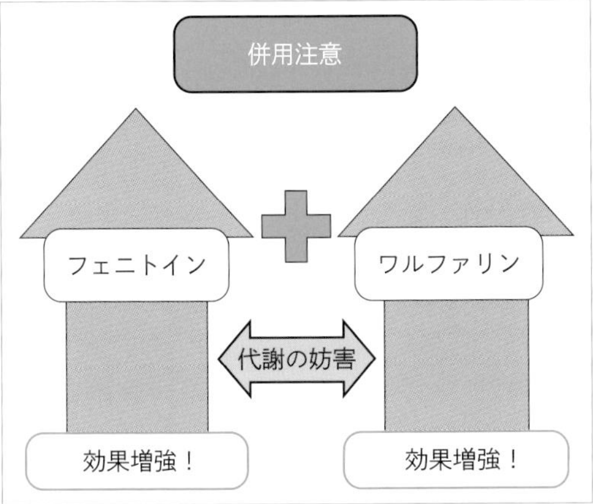

図 5　フェニトインと相互作用

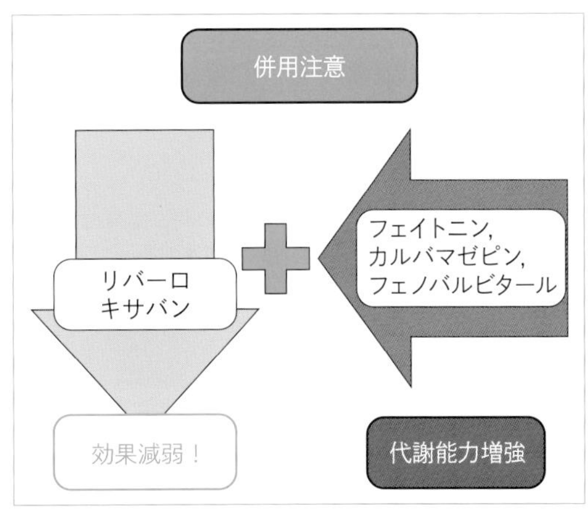

図 6　フェニトイン，カルバマゼピン，フェノバルビタールと相互作用

に形を変えて効果をなくす反応)を妨害するため，一緒に使うとカルバマゼピンの血中濃度が高くなりやすい(図 4).

また，ワルファリンという血液をサラサラにする薬はフェニトインとお互い代謝を妨害しあうので両方の血中濃度が高くなることがある(図 5).

リバーロキサバンという血液をサラサラにする薬はカルバマゼピンやフェニトイン，フェノバルビタールなどと一緒に使うとリバーロキサバンの血中濃度が低下して効果が落ちてしまうことがある(図 6).

いずれの組み合わせも血中濃度の変化量には個人差があり，予測がむずかしい．一緒に使用する場合は必ず主治医・薬剤師に相談するようにしたほうがよい．

▶ 参考文献

- 日本医薬品集フォーラム(監)：日本医薬品集　医療薬 2016 年版．じほう，2015
- 日本神経学会(監)，「てんかん診療ガイドライン」作成委員会(編)：てんかん診療ガイドライン 2018．医学書院，2018

(大竹将司)

Q24 抗てんかん薬を長く飲んでいることは問題になりませんか？

Keyword：酵素誘導作用，チトクローム P450，副作用

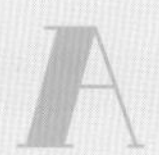

一部の抗てんかん薬は長期服用に伴う副作用があるので注意が必要です．

小児期発症の予後良好なてんかん症候群を除いて，多くのてんかんでは抗てんかん薬による治療が長期間にわたる場合が多い．

抗てんかん薬の長期服用の影響は副作用のみならず妊娠可能女性の場合には催奇形性についても考慮する必要があるが，後者についてはQ55を参考にしてもらいたい．

表1に示すように一部の抗てんかん薬では長期服用に伴う副作用の報告がある．

1 酵素誘導作用のある抗てんかん薬（カルバマゼピン，フェニトイン，フェノバルビタール）

薬物の代謝は肝臓と腸管壁に存在するチトクローム P450（CYP450）という薬物代謝酵素を介して行われる．抗てんかん薬のなかには酵素誘導作用を有するものがあり，CYP450の活性を高める．その結果，酵素誘導作用のある抗てんかん薬は，他の抗てんかん薬のみならず併用するさまざまな薬剤の代謝に影響を与え効果を減弱させ，さらに生体内の脂質・ビタミン・ステロイドの代謝にも影響を及ぼし，長期服用の結果さまざまな臨床症状が引き起こされる可能性がある（図1参照）．

てんかん患者は一般に比べて骨折しやすいがこれは発作のみならず骨密度の低下が主たる原因と考えられる．酵素誘導作用のある抗てんかん薬は，ビタミンDの代謝に影響を与えてカルシウムの吸収低下，骨軟化，骨代謝促進により骨粗鬆症を起こしうる．さらに，酵素誘導作用のある抗てんかん薬は，脂質代謝に影響を

表1　抗てんかん薬の長期服用に伴う副作用

薬剤名	長期服用に伴う副作用
カルバマゼピン	骨粗鬆症
フェノバルビタール	骨粗鬆症
フェニトイン	骨粗鬆症，小脳萎縮，多毛，歯肉増殖
バルプロ酸	骨粗鬆症，脱毛，体重増加
ゾニサミド	尿路結石，発汗減少
トピラマート	尿路結石，発汗減少，体重減少
ガバペンチン	体重増加
ビガバトリン	視野狭窄

〔第7章　抗てんかん薬の副作用．*In*. てんかん診療ガイドライン2018（日本神経学会 監，「てんかん診療ガイドライン」作成委員会 編）．医学書院，25-38，2018より作成〕

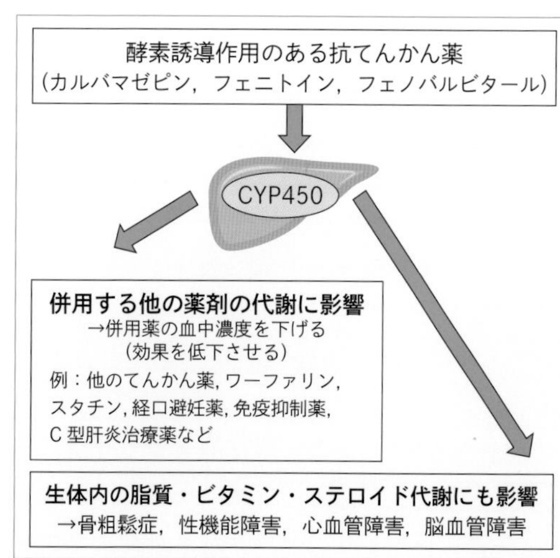

図1　酵素誘導作用のある抗てんかん薬による様々な影響

与え心筋虚血や脳血管障害などを増やすことも知られている．また，ステロイドの代謝にも影響を与えるため，性ホルモンの生成が低下し性機能低下が起こることもある．このような酵素誘導作用のある抗てんかん薬と経口避妊薬を併用すると，経口避妊薬の効果が減じ予期せぬ妊娠をもたらしうる．

酵素誘導作用が関与する副作用以外には，フェニトインの長期服用による小脳萎縮，多毛，歯肉増殖が知られている．

2 バルプロ酸

バルプロ酸は前述のような酵素誘導作用は有しない(むしろ酵素誘導を抑制する)が，フェニトインらとは異なる機序で骨代謝に影響を与え，骨粗鬆症が起こると考えられている．そのほかに，機序は不明であるが，体重増加(肥満)や脱毛もバルプロ酸の長期服用の副作用として知られている．体重増加が著しく肥満になった場合，糖尿病や高脂血症などにつながる可能性も高くなので注意が必要である．脱毛は服薬アドヒアランスに影響することが懸念されるため，バルプロ酸の影響が考えられる場合には休薬を含めた対応を患者と相談することが大事である．

バルプロ酸で治療されているてんかん患者では多嚢胞性卵巣症候群が多いことがしられているが，これはバルプロ酸の卵巣への直接作用のほかにもCYP450代謝抑制により性ステロイドホルモンの代謝抑制なども影響していると考えられている．

3 ゾニサミド，トピラマート

両者に共通する，長期服用による副作用としては，炭酸脱水酵素詐害作用の影響による発汗減少と尿路結石が知られている．

発汗減少によるうつ熱は熱中症につながるおそれがあり，体温上昇により発作が誘発されるような患者は特に留意する必要がある．

定期的な尿検査を行い，血尿や腰背部痛などの症状が出現したときには休薬し精査するなどの備えが望ましい．

また，トピラマートには体重減少作用があり，一部の外国では重症の肥満の治療薬として使用されることもあるが，わが国では減量目的での処方は適用外使用である．

4 ガバペンチン

比較的副作用の少ない抗てんかん薬であるガバペンチンであるが，長期服用によって体重増加となることが知られている．

5 ビガバトリン

点頭てんかんに対して使用されるビガバトリンは，長期内服によって，視野の周辺部がかけ，中心部だけしか見えなくなる，求心性の視野狭窄が出現することがある．ビガバトリンによる視野狭窄は不可逆性の網膜障害であるため，わが国においては処方登録システムに登録された処方医師，眼科医，薬剤師のもとにおいてのみ処方可能となっている．

参考文献

- 藤本礼尚：日常診療で気をつけるべき抗てんかん薬の相互作用．Epilepsy **9**：59-64，2015
- 村田佳子・他：てんかんと性ホルモン．てんかん研究 **38**：170-174，2020
- 第7章　抗てんかん薬の副作用にはどのようなものがあるか．*In*. てんかん診療ガイドライン2018(日本神経学会 監，「てんかん診療ガイドライン」作成委員会 編)．医学書院，74-75，2018

(谷口　豪)

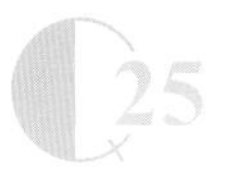

Q25 てんかんの外科治療はどのように行われるのですか？

Keyword：切除外科，開頭術

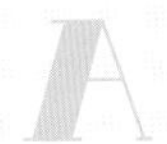

A 切除外科は開頭手術で行われます．期待される効果とリスクのバランスを考えたうえで，切除外科が適している方に対して行われます．

すべての薬剤抵抗性のてんかん（難治てんかん）には外科治療の可能性があるが，そのなかでも「脳の一部の領域の切除により発作消失が期待できる」てんかんに対して切除外科が考慮される．切除外科は，切除により発作消失が期待できる領域（てんかん原性領域）の推定とリスクの評価，得られる効果と起こりうる神経学的な影響を総合的に勘案して施行される．てんかんの発生源は脳であるため，直接介入するためには開頭術が必要となる．

てんかん原性領域は患者背景，病歴，発作症状，脳波やMRI，FDG-PETなどの検査から推定される．たとえば，熱性けいれんの既往，ぼーっとする発作（焦点意識減損発作），脳波で前側頭部の棘波，頭部MRIで海馬硬化症（図1）を認めれば，てんかん原性領域は内側側頭葉であると推定できる．

てんかん原性領域が推定されたあとは，発作抑制の見込み，切除範囲とそれによるリスクを検討する．前述の海馬硬化症を伴う内側側頭葉てんかんの場合は，海馬を含む側頭葉の切除によって，高い発作抑制率が得られる一方で，開頭手術に伴う一般的なリスク（出血や感染）のほかに，軽微，一過性あるいは低率の合併症のリスク（対側の上1/4周辺視野狭窄，10～20％の一過性の抑うつ症状，極めてまれな運動麻痺）が加わる．それらのリスクの見積もりよりも期待される効果が大きいと判断できる場合に切除外科が施行される．また，発作抑制に加えて，QOLの向上や神経心理学的な改善が得られる可能性があることも手術の動機の一つとなる[1,2]．

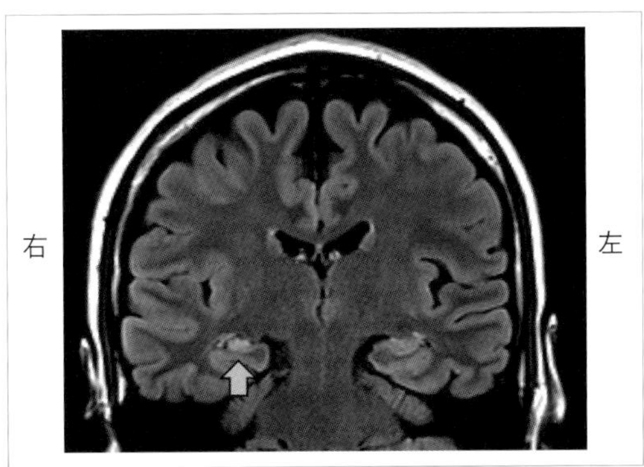

図1 右海馬硬化症のMRI冠状断

海馬硬化症以外でも，皮質形成異常や海綿状血管腫，脳腫瘍などによる難治てんかんに対して手術は行われる．それぞれの病因に対して，非侵襲的な評価でてんかん原性領域が十分に絞り込めない場合や，脳機能領域と焦点の弁別が必要な場合は，頭蓋内電極留置術を行い，頭蓋内脳波の記録や脳機能マッピングを行うことがある（図2）．頭蓋内電極留置術の留意すべき合併症は感染，静脈還流障害による脳腫脹，牽引・抜去による脳損傷で，同手術はこれらのリスクが加わってもなお切除範囲や機能領域の詳細な同定が有益な場合に適応となる．記録期間は発作頻度に応じて数日～2週間程度であり，4週間を超えて記録することはまれである．

小児の場合は，発達の維持・改善を最優先に手術が検討される．たとえば，片側巨脳症に伴う難治てんかんで，そのままではてんかん性脳症による著しい発達障害や後遺症が見込まれる

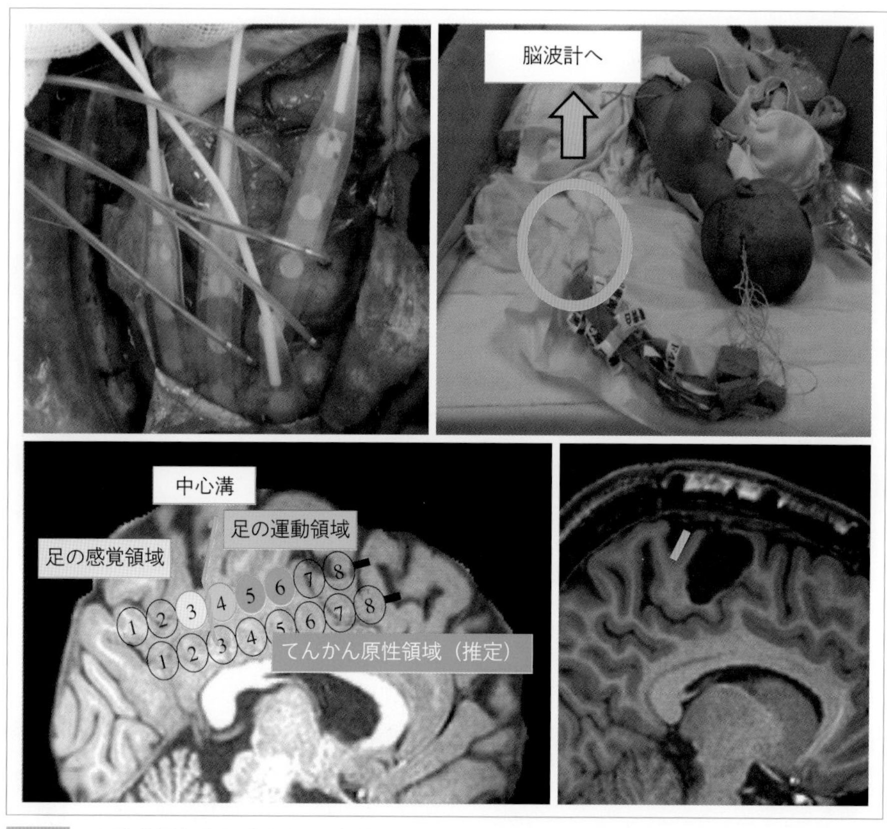

図2　頭蓋内電極留置を経た切除外科〔口絵3：p. ii〕

場合には，運動麻痺や同名半盲が生じることと引き換えにてんかん性活動を制御する大脳半球離断術が選択されることもある．切除外科の適応の考え方を図3に示す．切除外科を行う場合は，介入の効果と術後に生じる神経学的転帰やリハビリの必要性などの長期的な視点も含めて，リスク・ベネフィットを関係者間で十分に共有してから実施する．

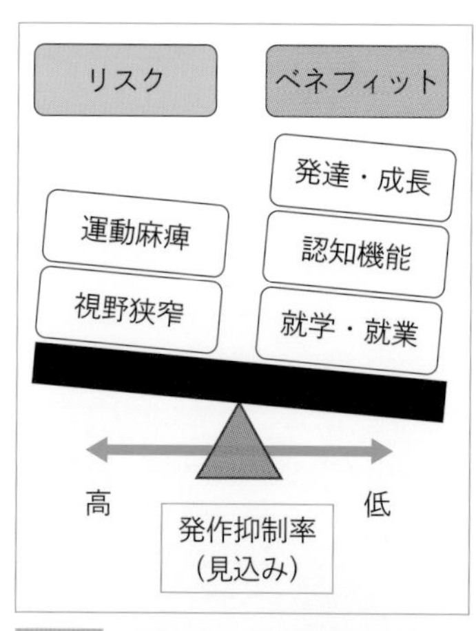

図3　切除外科の適応の考え方

▶ 文献

1）Dwivedi R, *et al*.: Surgery for Drug-Resistant Epilepsy in Children. *N Engl J Med* **377**: 1639-1647, 2017

2）Wiebe S, *et al*.: A randomized, controlled trial of surgery for temporal-lobe epilepsy. *N Engl J Med* **345**: 311-318, 2001

（池谷直樹）

Q26 脳梁離断術，VNSはどのように行われるのですか？

Keyword：脳梁離断症状，嗄声，緩和的外科治療

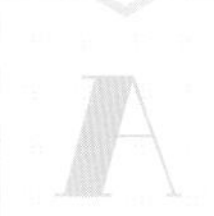

A 脳梁離断術は開頭手術で脳梁の神経線維を離断します．VNSは脳を直接操作せず，左頸部の迷走神経に電極を巻きつけて，胸部に刺激発生装置を埋め込む，いずれも緩和的外科治療です．

脳梁離断術とVNS(vagus nerve stimulation, 迷走神経刺激療法)はいずれも難治てんかんに対する緩和的外科治療であり，対象となる患者は両方の治療法の適応になることが多い．

1 脳梁離断術

1) 脳梁とは

左右の脳をつなぐ神経線維の束である(図1)．てんかん発作を起こす脳の異常な電気的活動は脳梁を介する回路により増幅される機序があると考えられており，これを切断することによりてんかん発作が抑制されると考えられているが，詳細な機序はよくわかっていない．

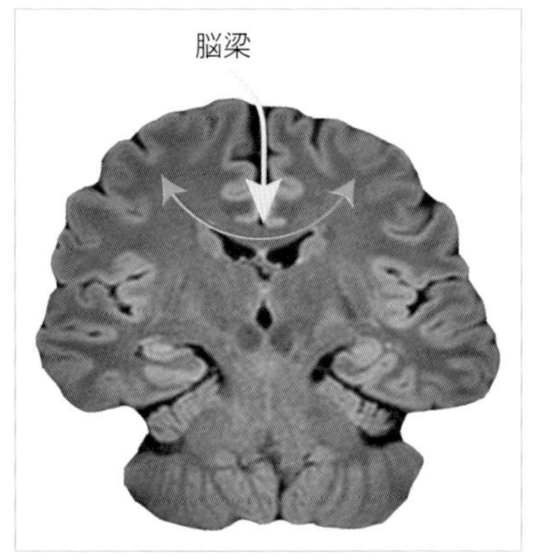

図1 脳梁
脳梁は左右の大脳皮質をつなぐ白質線維である．脳梁による神経伝達を介してんかん性放電の活動が増幅する機序あると考えられている．

2) 脳梁離断術の適応と治療効果

脳梁離断術は小児の薬剤抵抗性全般てんかんの，特に転倒する発作に対して有効であることが知られている．

3) 脳梁離断術の方法

図2のように，頭皮を切開して，頭蓋骨を一時的にはずし，硬膜を切開して脳を露出する．脳梁を離断する器具はさまざまだが，当院では吸引管という器械を用いて脳梁の神経線維を吸い取るように離断する．手術時間は4時間

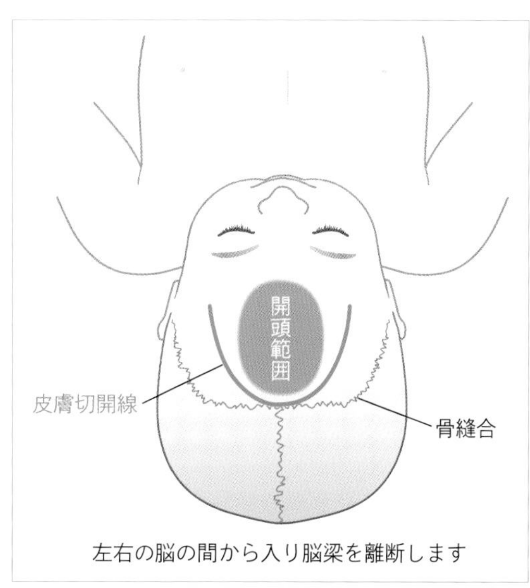

図2 脳梁離断術のイメージ図
体位，皮膚切開線，開頭範囲のおおまかなイメージを示す．

程度である．

4）脳梁離断術の副作用

脳梁離断術に伴う副作用として，脳梁離断症状がある．具体的には，手術後1〜4週間，ぐったりとして自発性が消失し，体のバランスが崩れる．これは急性期の一時的な症状で，ほとんどの場合，2週間程度でもとに戻る．

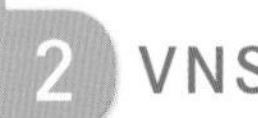

2 VNS

1）迷走神経とは

脳と内臓の間で情報をやり取りする神経（自律神経）で，左右に1本ずつある．右の迷走神経は脳から臓器へ，左の迷走神経は臓器から脳への信号伝達が優位であることが知られている．迷走神経刺激療法が，てんかんの発作をやわらげる詳細なメカニズムはよくわかっていない．

2）迷走神経刺激術の適応と治療効果

薬剤抵抗性てんかんで，焦点切除手術の適応がない症例に適応となる．発作が減ったと効果を実感できるほど効く人は半数程度といわれている．

3）迷走神経刺激装置埋め込み術の方法

刺激装置は頸部の電極と胸部の電池とそれらをつなぐ電線よりなる（図3）．手術により刺激装置を図のような部位に埋め込む．手術時間は3時間程度である．

4）刺激の開始

基本設定では30秒間の刺激を5分間隔で繰り返す．付属のマグネットを当てることで，任意のタイミングで刺激を行うことができる．最近の機種では刺激発生装置に組み込まれている心拍検出機能により，心拍数の上昇にあわせて追加刺激を行うモードも搭載されている．

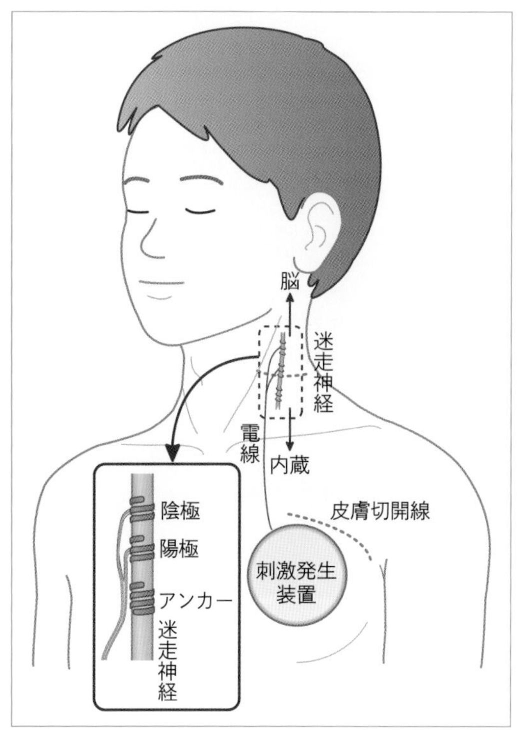

図3 VNSのイメージ図
左側の迷走神経に刺激電極を巻きつけ，胸部に刺激発生装置を埋め込む．

5）迷走神経刺激療法の副作用・合併症

人工物を体内に埋める手術なので，感染が最も懸念される．感染率は1.5%と報告され，12歳以下の小児ではリスクが上がることが知られている．刺激により，心臓側に異常な刺激が伝わり，重篤な不整脈が生じたという報告が過去にあるが，極めてまれである．刺激中に，声が嗄れる（嗄声）ことがある．電線が切れる（断線）ことがまれにある．

6）刺激発生装置の寿命

刺激発生装置は，5〜7年程度でバッテリーが消耗し，交換手術が必要になる．

7）日常生活への影響

Q30のVNSの項に記載する．

（飯島圭哉）

Q27 外科手術をして後遺症は残らないのでしょうか？

Keyword：脳機能部位，術前説明

A 後遺症が残らない手術を計画します．しかし，外科手術には合併症のリスクがあり，後遺症につながる場合があります．

てんかんの外科治療は，薬剤抵抗性てんかんにおける最終的な治療選択肢の一つである．てんかんの外科治療には焦点切除術や側頭葉切除術のような根治的手術と，脳梁離断術や迷走神経刺激療法などの緩和的手術がある．後遺症を残さない手術計画を立てることが重要ではあるが，外科手術には合併症のリスクがあり，後遺症につながる場合もある(表1)．それぞれの手術で起こりうる合併症についてよく理解しておくことが望ましい．開頭手術に特有の合併症として術後出血(血腫)と頭蓋内感染は，それぞれ2～5%，1～2%の頻度で生じうるとされている[1]．焦点切除術の場合には，術前にてんかん焦点の場所を十分に精査し，後遺症を残さないためにも脳機能部位の場所をよく知っておく必要がある(図1)．脳表電極を用いた術中モニタリングや覚醒下手術も運動機能や言語機能を温存するために有用な手段である．側頭葉てんかんの場合には，片麻痺が重篤な合併症として報告されている．視野障害や，海馬切除に伴う記名力障害が生じるリスクがあることも患者に説明しておくべきである．また，術後一過性に抑うつが生じることもある．半球離断術ではおもに乳幼児を対象とするため術中の大量出血が生命にかかわる重篤な合併症に直結しうる可能性や，術後に水頭症を発症しシャント術を要する可能性がある．脳梁離断術に特有の合併症としては，術後から問いかけに対する反応が乏しくなる急性離断症候群があげられる．症状は一過性であるものの誤嚥性肺炎などのリスクにも注意が必要である．他人の手徴候や拮抗失行のような慢性期の離断症状も知られてはいるが，実際には頻度は少なく日常生活へ影響を与えることはまれである．迷走神経刺激療法は開頭を要さない低侵襲な手術であるが，術中の試験刺激に伴う不整脈や徐脈，心停止には注意を

表1　代表的なてんかん外科手術

術式	想定しうる特有の合併症
焦点切除術	出血や脳梗塞に伴う機能障害(麻痺，感覚障害，言語障害など)
側頭葉切除術	片麻痺，視野障害，記銘力障害，抑うつ
半球離断術	術中の大量出血，水頭症
脳梁離断術	急性離断症状，他人の手兆候，拮抗失行
迷走神経刺激療法	感染，不整脈，徐脈，空咳，嗄声，咽頭痛
頭蓋内電極留置術	術後感染，硬膜下血腫，圧迫による脳浮腫

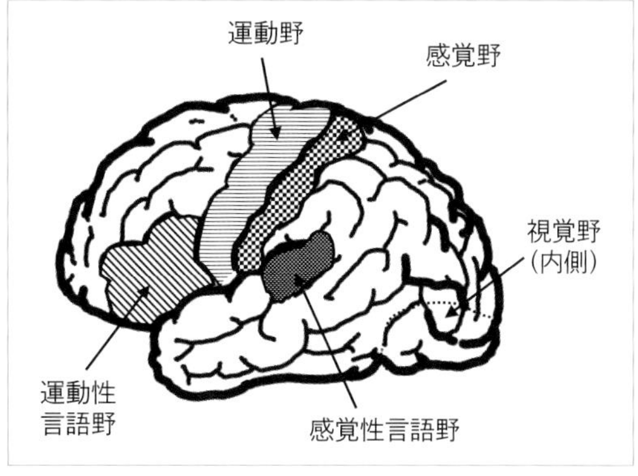

図1　脳機能領域の場所

要し，体外ペーシングを準備しておくなど麻酔科医と十分な情報共有を行っておくことが望ましい．また，嗄声や空咳，咽頭痛などの迷走神経に固有の症状についても患者へよく説明を行っておく必要がある．

▶ 文献

1） Luders HO, *et al. eds.*: Textbook of Epilepsy Surgery. Oxford, 1288-1299, 2008

▶ 参考文献

・ 前原健寿：術前検査とインフォームド・コンセント．*In.* 臨床てんかん学（兼本浩祐・他 編）．医学書院，551-555，2015

（髙山裕太郎）

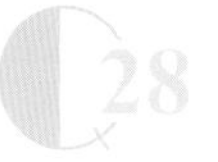

28 外科手術の適応の有無はどうやって決めるのですか？

Keyword：外科適応の判断，術前検査，症例カンファランス

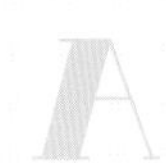

薬剤抵抗性てんかんの患者を対象に術前検査を実施します．検査結果は複数の専門医が参加するカンファランスによって検討され，外科適応の有無が判断されます．

1 外科治療の適応

外科手術の適応は，てんかん外科を実施している施設(てんかんセンター)にて判断される．外科治療は原則として「薬剤抵抗性てんかん」の患者を対象に行われる．薬剤抵抗性てんかんとは，適切な薬物治療(抗てんかん薬)を行ってもてんかん発作が完全にコントロールされない状態を指す．てんかん診療ガイドライン 2018 では，少なくとも 2 種類の適切な抗てんかん薬を一定期間(1 年もしくは発作間隔の 3 倍以上の長いほう)用いても発作がコントロールされないときに外科適応の有無を検討すると述べられている[1]．乳幼児や小児では，てんかん発作が発達や学習に影響することを考慮して，それよりも早い段階で外科適応が検討されることがある．副作用がない程度の抗てんかん薬で発作がコントロールされているときには，外科治療は適応とならない．

2 術前検査

外科治療を検討する前には必ず術前検査を実施する．長時間ビデオ脳波を中心に，頭部 MRI，神経心理検査，FDG-PET など複数の検査を包括的に行って，発作症状の特徴や脳波所見，画像所見などから総合的に患者のてんかんの原因となる脳の領域(てんかん原性領域)を推定する(図 1)．特に頭部 MRI 検査の結果は，外科適応を決めるときに重要である．てんかんの原因となる病変が MRI にはっきりと認められ，かつ脳波や発作症状がそれに矛盾しないときは，その病変の切除によって発作が消失する見込みが高い(表 1)．一方，頭部 MRI で異常が認められない場合は，てんかん原性領域を推定するのがむずかしくなり，発作が消失する見込みが相対的に低くなる．

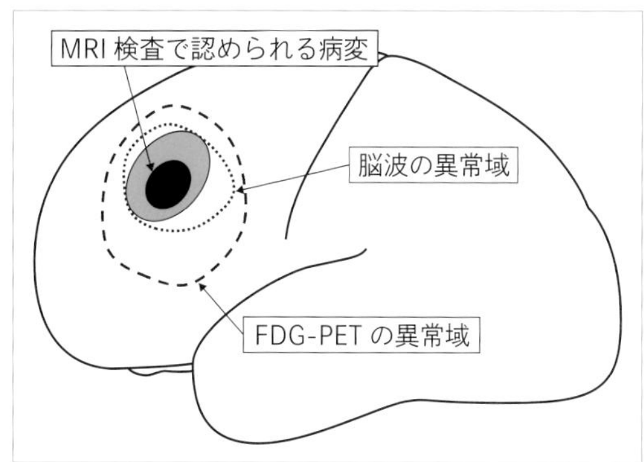

図 1　検査所見とてんかん原性領域
すべての検査所見が一致するわけではない．複数の検査所見の結果を総合的に判断して，てんかん原性領域(青塗り)を推定する．

表 1　外科治療の対象となるおもなてんかんの原因

海馬硬化症
皮質形成障害(限局性皮質異形成や片側巨脳症など)
脳腫瘍
海綿状血管腫
頭部外傷や脳梗塞などによる脳の瘢痕

3 頭蓋内電極留置による追加検査

上記の術前検査からてんかん原性領域がある程度推測されるが，手術で切除すべき領域がはっきり決められないときに，頭蓋内電極留置による追加検査が実施される．特に，頭部MRIではっきりした異常がない例では必須とされ，外科治療を受ける患者の3～4割に実施される．手術によって頭蓋内に脳波電極を植え込み，数日間から2週間程度にわたって長時間ビデオ脳波を実施し，発作を記録する．電極には，脳の表面に置く硬膜下電極と，脳内に刺入する深部電極の2種類がある．脳から直接脳波を記録するために精度の高い情報が得られるが，手術を要する負担の大きい検査(侵襲的検査)である．

4 症例カンファランス

術前検査の結果は，異なる専門領域の医師が参加するカンファランスで提示し，話し合いによって外科適応を最終判断する．外科治療によって発作が改善する見込みがどの程度か，外科治療に伴うリスクはどの程度か，内科治療による改善の見込みはないかなど，外科と内科双方からの意見を合わせ，患者にとって最良の治療法を探る(図2)．

5 患者による治療選択

外科治療による改善の見込み，手術に伴うリスク，ほかに考えられる治療を患者と家族に説明し，十分に理解が得られたうえで希望がある場合に外科治療を実施する．外科治療に対する過度な期待は，治療後の不満につながることがあるので注意が必要である．

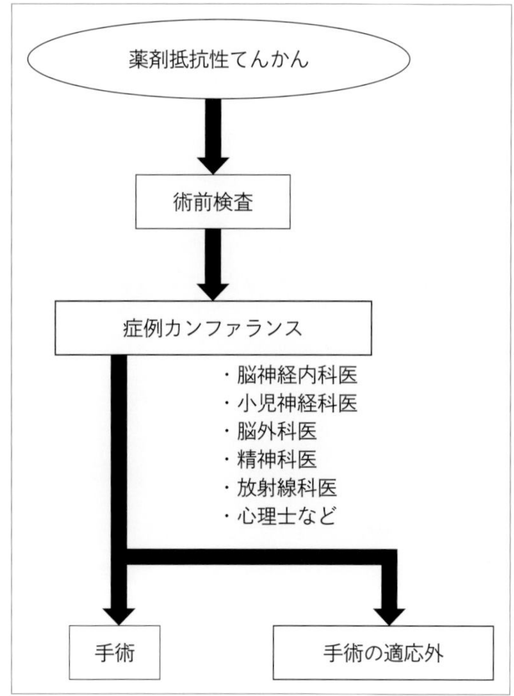

図2 外科適応決定までの流れ
外科適応は，必ず術前検査と症例カンファランスを経て決定される．

6 根治術と緩和手術

てんかんの外科治療は，大きく根治手術と緩和手術に分けられる．根治手術はてんかんの原因(てんかん原性領域)を切除もしくは離断する手術であり，発作の完全消失を期待して行う．期待される発作消失率は概ね50～70％である．一方，緩和手術は発作の軽減による生活の質改善を期待する手術であり，発作消失率という観点では10％かそれ以下である．手術によって期待される効果については，患者と家族によく説明し，理解を得ておく．

▶ 文献

1） 第9章 てんかん外科治療. *In.* てんかん診療ガイドライン2018（日本神経学会 監,「てんかん診療ガイドライン」作成委員会 編）. 医学書院, 91-102, 2018

（岩崎真樹）

Q29 外科手術で発作が止まれば薬は止められますか？

Keyword：外科手術後の断薬の可能性，抗てんかん薬，再発

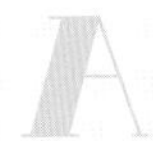

抗てんかん薬を中止できる可能性があるが，中止によって発作が再発するリスクや，それが社会生活にあたえる影響を慎重に考慮して決めます．

1 抗てんかん薬中止の可能性

てんかん手術後には，抗てんかん薬を中止できる可能性がある．ただし，どの程度の可能性で中止できるか，明確なエビデンスはない．てんかんの原因となっている病変や脳の領域(てんかん原性領域)が完全に切除ないしは離断されていれば，理論的には抗てんかん薬を中止しても発作は再発しないはずである．しかし，実際にはてんかんの原因がわずかに残存しているなどの理由で，抗てんかん薬を減らしたり中止したりすることをきっかけに発作が再発する場合がある．

①手術直後から発作が完全に消失している，②てんかんの病巣を完全に切除もしくは離断できている，③術後の脳波にてんかん性放電を認めない患者では，抗てんかん薬を中止できる可能性は高くなるとされる[1, 2]．ただし，術後早期に抗てんかん薬を中止することは再発のリスクと考えられており，概ね術後1年程度は抗てんかん薬を続けてから漸減中止を検討するのが安全である．

上記のような背景を考慮したうえで，実際に抗てんかん薬を漸減してゆくと，最終的に20～50％の患者で抗てんかん薬が中止できる(図1)．抗てんかん薬の漸減もしくは中止をきっかけにてんかん発作が再発する患者がいるが，これは抗てんかん薬の量を戻すことによって発作は再びコントロールされる[3]．

なお，迷走神経刺激療法(VNS)や脳梁離断術のような緩和的外科治療のあとは，たとえ発作が消失していたとしても抗てんかん薬の漸減中止は困難と考えられる．これらは，てんかんの原因を減らしているわけではなく，あくまで薬物治療と併用することで発作がない状態を維持していると考える．

2 年齢との関係

術後の抗てんかん薬中止は小児を対象にした報告が多い．これは，小児のほうが抗てんかん薬中止を試みるチャンスが大きいからである．生涯抗てんかん薬を継続することに伴う負担を

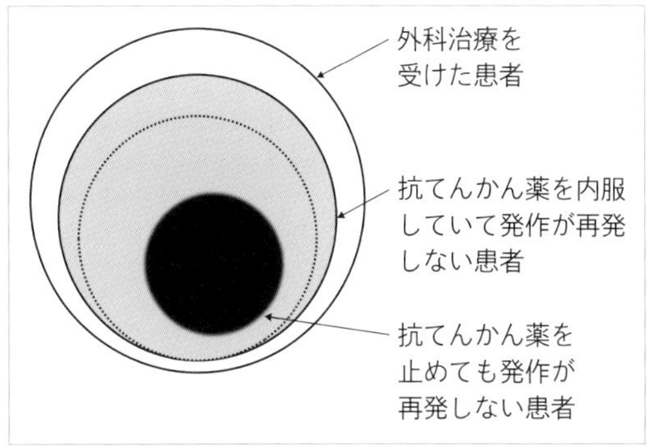

図1 抗てんかん薬が中止できるのは一部の患者である

てんかん外科手術によって，50～70％の患者は発作が消失する．これは，抗てんかん薬を内服していて発作がない患者である．抗てんかん薬を中止しても発作が再発しない患者は，そのうちの一部である．

考えると，抗てんかん薬中止がもたらすメリットは大きく，術後の経過が良好な患者では抗てんかん薬中止の可能性を探ることが大事であろう．

成人でも小児と同様に，術後に抗てんかん薬を中止できる患者がいる．しかし，小児に比べると漸減中止を試みる機会は少なくなる．成人では 1 回の発作再発が，自動車運転免許の取得や就労など社会生活に重大な影響をもたらすことがある．そのため，あえて抗てんかん薬漸減によって再発リスクを高めるよりも，発作コントロールを維持するほうが望ましいことが多い．抗てんかん薬の漸減中止は，てんかん発作が再発するリスクとそれがあたえる影響について十分な説明と理解を得たうえで行われるべきである．

▶ 文献

1） Boshuisen K, *et al.*: Medication policy after epilepsy surgery. *Pediatr Neurol* **41**: 332-338, 2009
2） Berg AT, *et al.*: Reduction of AEDs in postsurgical patients who attain remission. *Epilepsia* **47**: 64-71, 2006
3） Boshuisen K, *et al.*: Timing of antiepileptic drug withdrawal and long-term seizure outcome after paediatric epilepsy surgery (TimeToStop): a retrospective observational study. *The Lancet Neurology* **11**: 784-791, 2012

（岩崎真樹）

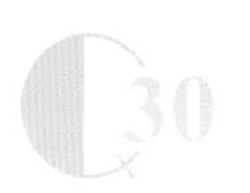

Q30 VNSをした場合には日常生活に影響はありませんか？

Keyword：VNS，MRI，磁気

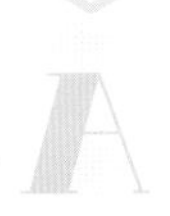

基本的に日常生活には影響はありません．刺激発生装置の種類によりMRIの撮像に一定の制約が生じます．植え込み部位により，肩関節や上腕の可動域に制限が出る可能性があります．

VNSを行っている患者において，日常生活の動作に支障はない．

タンクトップなどの胸部が露出されるような衣類を着用する場合に手術痕が目立つ場合がある．

植え込み部位によっては，肩関節や上腕の可動域に制限が出る可能性がある．

以下に添付文書に記載のある注意点を列記する（表1）．

表1　VNSをした場合の注意点

注意が必要な日常生活の機器
- 強い磁気（強力な磁石，タブレットコンピュータ，バリカン，電動マッサージ器，電子商品監視機器，空港の金属探知機，磁気ネックレスなど）
- ラジオ波を発生する機器（携帯型トランジスタラジオ，補聴器）
- 伝送用アンテナ

注意が必要な医療機器
- MRI検査：条件つきで検査が可能
- 除細動器，電気メス，結石破砕装置，放射線治療機器

使用できなくなる医療機器
- マイクロ波治療機器
- 超音波治療機器

日常生活においては磁気を発生する機器に注意すべきである．医療機器では注意すべき機器と使用できない機器がある．

1 マグネットアクチベーションモードの誤作動に関する注意

VNSの刺激発生装置には強いマグネットを当てることで任意のタイミングで刺激を開始することができるモード（マグネットアクチベーション）が備わっている．強い磁気の影響でこのマグネットアクチベーションが誘因される可能性があるため，強い磁気を発生する物を近づけないこと，あるいは強い磁気の発生している場所に近づかないことが添付文書に記載されている．

2 MRI検査時の注意

刺激発生装置の機種にもよるが，条件つきMRI対応の機種では，条件を満たしている施設においてMRI検査を実施することができる．実際にはVNSの手術を受けた病院，あるいはVNSの管理をしている病院にて検査を実施しなければならないことが多い．MRI検査を実施する際は刺激電流を0mAに設定し，検査終了後にもとの設定に戻す．

3 その他の注意

① 強力な磁石，タブレットコンピュータ/ケース，バリカン，電動マッサージ器，拡

声器の磁石，電子商品監視システムタグ無力化装置などの類似する強い静電気やパルス磁界をもつ機器から最低25cmは離れること．これらの機器は誤ったマグネットアクチベーションを誘因する可能性がある．

② 刺激中は，携帯型トランジスタラジオや補聴器などの30kHzから100kHzの帯域で作動している機器から最低1.8m離れること．これらの機器と干渉を起こすおそれがある．

③ 空港などに設置されている金属探知機，およびEAS(電子商品監視機器)から40cm以内には立ち止まらず，そのまま通過すること．

④ 伝送用アンテナなどから通常，最低1.8m離れること．高いエネルギーレベルに起因して，刺激発生装置に影響を与え，干渉を受ける可能性がある．

⑤ 磁気治療器(貼り付け用磁気治療器，磁気ネックレス，磁気マット，磁気枕など)を使用する場合は，植え込み部位の上に貼らない，または近づけないこと．

4 添付文書に記載のある併用禁止の医療機器

刺激装置が加温され，周囲の組織を損傷する可能性がある．

① マイクロ波治療機器(ジアテルミ)

② 超音波治療機器

5 添付文書に記載のある併用注意の医療機器

以下の機器を用いる場合はできる限りVNSの装置から離して最低限の使用とする．高周波電流が刺激装置に流入し，刺激装置の破損，あるいは迷走神経の焼灼の可能性がある．使用時はVNSの出力を0mAとし，使用後はVNSの設定を確認する．必要な場合はVNSシステムを抜去することもある．

① 除細動器：パドル・パッドをVNSシステムから可能な限り離し，臨床的に最小限のエネルギー出力で使用する．

② 電気メス：電極を可能な限りVNSシステムから離して使用する．

③ 結石破砕装置：できる限りVNSシステムと超音波の当たる部位を離して使用する．

④ 放射線照射治療装置：パルスジェネレータが直接被曝しないように使用する．

（飯島圭哉）

Q31 食事療法はどのように行われるのですか？

Keyword：ケトン食療法，修正アトキンス食

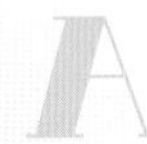

食事内容を工夫し，ケトン体を糖分の代わりに脳のエネルギー源にするケトン食療法で発作軽減を期待します．

絶食がてんかんに有効であるということを古くはヒポクラテスが叙述しており，1921年にWilderが高脂質低糖質の食事によって絶食と同じような高ケトン状態を作り出すケトン食を始めた[1]．抗てんかん薬の台頭によって，食事療法は廃れたものの，90年代から再び脚光を浴びている治療法の一つで，2016年にはてんかん食として保険適用となっている．

ランダム化比較試験での結果では，抗てんかん薬だけでは抑えられないような難治のてんかん発作に対して，ケトン食を導入した患者のうち50％以上発作が軽減した症例は，38％といわれている[2]．ただし，疾患によってはより高い有効性を示しているものもある．効果はゆっくりと出現することもあるため，3か月は様子をみて，効果があれば2年間は継続するのが一般的である（図1）．

食事内容は，古典的ケトン食ではケトン比＝［脂質(g)］:［炭水化物(g)］＋［蛋白(g)］が3～4：1となるような食事，修正アトキンス食は1日の炭水化物の摂取を10～30 gまでに制限するが，脂質や蛋白の制限はない．その他，最近では低グリセミック指数食，MCTケトン食などが試みられることもある．調理には特殊ミル

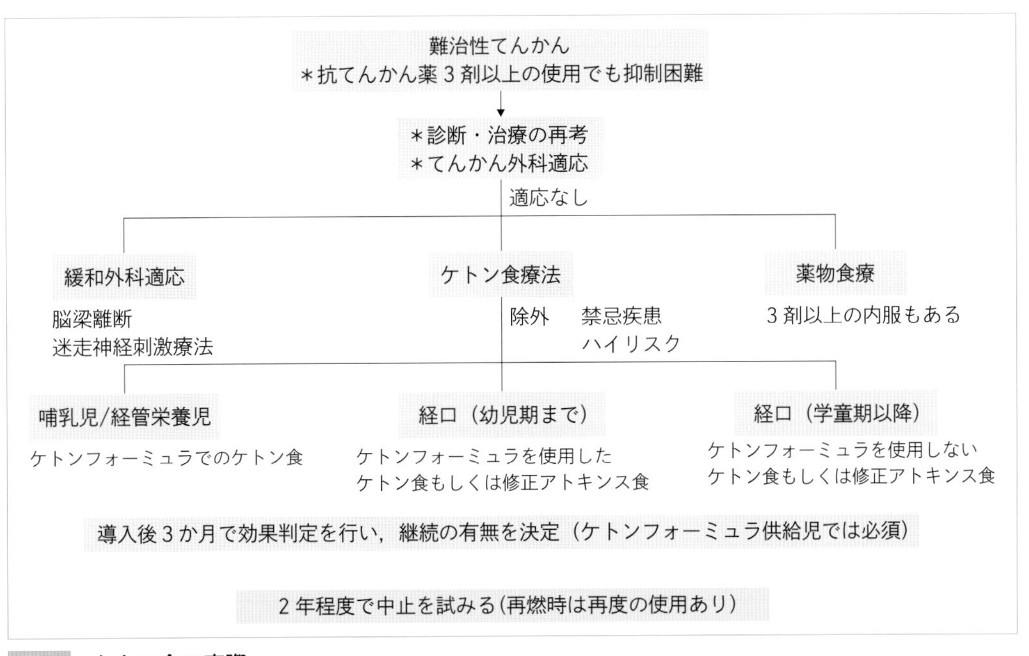

図1　ケトン食の実際

クのケトンフォーミュラやMCTオイルを使用する．

副作用として，低血糖，脱水，悪心・嘔吐，便秘・下痢，体重減少，成長障害などが副作用として生じる場合があるため，ケトン食は専門施設で入院での導入を行い，副作用の出現，効果判定を行う．また，ビタミン，ミネラルなどが不足するため，サプリメントを使用する．

現在，ケトンフォーミュラの供給量の問題もあり，難治性てんかんに使用する際には3か月ごとの効果判定を小児神経専門医が行う必要がある[3)]．

実際にケトン食を行う際の家での注意点として，献立をつくるには厳格なカロリー，ケトン比の計算が必要になり，調理にも手間がかかる．グラム単位での調理になるのではかりが必要となる．家族と同じものが食べられなくなる，ご飯，パン，麺などが食べられなくなるため一般の食事になれている児ではなじみにくいものになる．

▶ 文献

1）Wilder RM: The effect of ketonemia on the course of epilepsy. *Mayo Clin Proc* **2**: 307-308, 1921

2）Neal EG, *et al.*: The ketogenic diet for the treatment of childhood epilepsy: a randomised controlled trial. *Lancet Neurol* **7**: 500-506, 2008

3）高橋幸利：難治てんかん．*In*. 特殊ミルク治療ガイドブック（日本小児医療保健協議会（四者協）治療用ミルク安定供給委員会 編）．診断と治療社，119-122, 2020

▶ 参考文献

・ 藤井達哉（編）：ケトン食の基礎から実践まで，改訂第2版．診断と治療社，2018

（住友典子）

　頻　度 ★★　難易度 ★★★

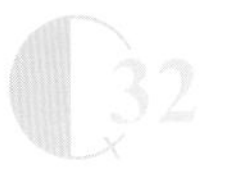

病院でてんかん発作が起こった場合，どのように対応すればよいですか？

Keyword：観察のポイント，症状の記録，安全確保

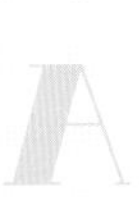

発作を正確に記録し伝達することは，発作焦点の推定や診断の参考になります．発作発見時には，患者のもとに駆けつけ安全を確保し，必要な場合は応援を要請します．発見者は，その場を離れずに観察し，発作が起きた(発見した)時刻および持続時間，発作時の症状を記録します．また，可能な場合，ビデオカメラなどを用いて発作時の様子を動画で撮影しておくとよいでしょう．

病院内のさまざまな場所でてんかん発作は起こりうるが，今回は「てんかんの診断や治療目的で入院中の患者に発作が起きた場合の対応」について焦点を絞って説明する．

発作にはいくつか種類があり，発作時の症状によって観察のポイントや対応方法が異なる．そのため発作時の症状と観察ポイントを理解しておく必要がある．

発作時の症状により外傷を伴う可能性がある場合，入院中の予防策として移動時の付き添いや車椅子での移動，保護帽の着用，緩衝マット，4点柵，ベッド柵カバーの使用などを検討する．自宅での予防策としては移動時の付き添い，保護帽の着用，家具類の角を保護するなどを検討し，患者および家族に必要性を説明しておくことが望ましい．

表1　発作時の観察と対応

(1)強直・間代 (四肢の突っ張り・けいれん)	(2)その他の発作 (意識消失・ピクつき・自動症など)
a. 患者の安全を確保し応援を要請する(発作中は無理に動かさない) b. 開始時間の記録(発見時刻など，およそで可) c. 発作の部位・症状(左右差の有無) d. けいれん終了時間・持続時間の記録(全身けいれんが5分以上持続する場合はドクターコール) d. 発作後の意識状態(呼名反応や指示に従えるようになるまでの所要時間) e. 麻痺・言語障害の有無(一過性に麻痺や言語障害が起きることがある・回復までの時間) f. 全身状態の確認(転倒などによる外傷の有無) g. 発作時の状況(覚醒時・睡眠時・時間帯) h. 前兆の有無(発作後落ち着いたら本人に確認) ※チアノーゼ・呼吸抑制・呼吸促拍・嘔吐や分泌物の増加などの出現時には酸素吸入や吸引を行うこともあるがけいれん中は危険なため原則実施しない．	a. 開始時間の記録(患者の訴えや発見時刻など，およそで可) b. 発作の部位・症状 ・表情(ゆがみや笑い) ・眼瞼や顔面のけいれん(左右差) ・眼球の位置(左右・上下) ・発声の有無 ・手足の動きや動作(左右差) ・口元(動きや流延の有無) ・頭部の動き(前屈や回旋) c. 意識の有無 ・呼名反応 ・指示に従えるか(離握手や挙手) ・物品呼称 ・会話の成立 d. 症状の進展(部分から全身への移行) e. 単発か反復するか f. 終了時間・持続時間の記録 g. 前兆の有無(発作後落ち着いたら本人に確認)

※複数の種類の発作が重複する場合や，体の一部分から始まり全身へ移行することもある．
※自動症で動き回る場合は無理に制止せず，安全を確保しながら観察を続けるとよい．
※発作中の質問例：お名前言えますか？　(動作を見せながら)バンザイしてください．(ペンなどを見せながら)これは何ですか．見せた物を覚えていてください，など．

患者や付き添いの家族に発作の記録をお願いできる場合には，依頼する．また，発作時の症状について正確に記録し伝達する手段として専用のスマートフォンアプリがいくつかあり，記録にそれらを活用することもできる．ただし，入院中で発作の回数が多い場合や夜間に発作が起きる場合などはモニターなどを併用するなどして医療スタッフが観察を行い，患者および付き添い家族への負担に十分配慮する必要がある．

1 発作発見時・中・後の観察・対応（入院中）

表1に示す．

外来待合室などの院内で全身けいれん発作が起きた場合の対応も入院中と同様であり，安全を確保しながら観察することが重要である．

2 その他の参考になる情報

発作を誘発する状況や発作前の日常生活での変化やイベントも発作に備えるうえで重要な情報となる．

① 身体面：覚醒時・睡眠時・興奮時・睡眠不足・月経周期・発熱・感染

② 生活面：入浴・飲酒・視覚刺激（テレビやタブレットの視聴）聴覚刺激（大きな音や突発的に生じる音）・内服忘れ

これらの情報を入院時には医療スタッフ間で共有し，安全な病棟生活が送れるような工夫をする．

▶ 参考文献

・ 井上有史・他：新てんかんテキスト－てんかんと向き合うための本．南江堂，2012

（倉田美枝子）

　頻度 ★★★　難易度 ★

Q33 職場でてんかん発作が起こった場合，どのように対応すればよいですか？

Keyword：発作時対応，合理的配慮

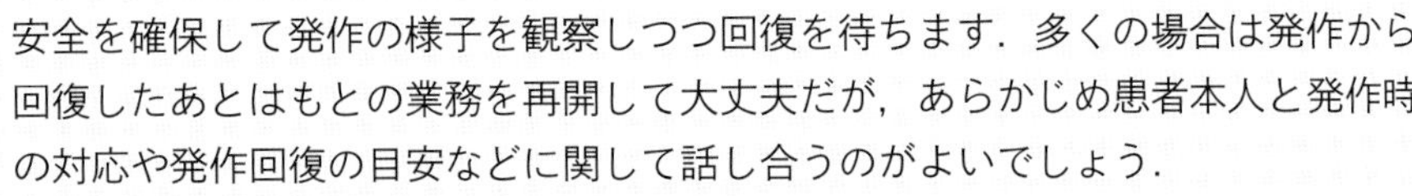

A 安全を確保して発作の様子を観察しつつ回復を待ちます．多くの場合は発作から回復したあとはもとの業務を再開して大丈夫だが，あらかじめ患者本人と発作時の対応や発作回復の目安などに関して話し合うのがよいでしょう．

職場でのてんかん発作の対応は，①意識がある場合，②意識がない場合，③けいれんする場合，の3パターンを考えておくとよい．

1 意識がある場合

焦点意識保持発作やミオクロニー発作などが含まれる．これらの発作の多くの場合は患者本人が発作に関連した受傷などを回避することができるので，周囲の人間は見守りのみで大丈夫なことが多く，必要に応じて手助けをする．

2 意識がない場合

焦点意識減損発作が含まれる．動作停止や不自然な行動をとっているなど発作が起きていることが疑われる時には名前を呼ぶなどの声掛けを行って意識減損の有無を確認する．意識減損している場合には周囲の危険なものを片づけ，ときどき声掛けをしながら意識の回復を待つ．このような発作の場合はゆっくりと倒れることもあり，体勢を支えることも時に必要である．呼びかけに返事するようになっても完全に回復するまでは時間がかかることがあり，完全に会話などが成立するまではなるべく見守る．多くの場合，発作の記憶が本人にはないので回復した段階で発作があったことを教える．発作終了後から回復するまでの間にも，もうろう状態で動き回る場合もあるが，その場合は力づくで押さえつけようとすると思わぬ反応がみられることがあるので，基本的には自由に動かせて意識の回復を待つ．

3 けいれん症状が強い場合

強直間代発作および焦点起始両側強直間代発作が含まれる．いわゆる「大発作」ともよばれる全身のけいれん発作の際にはまず慌てず落ちつくのが重要である．けいれん中に体をぶつけたり振動してものが落下しないようにして発作が自然に止まるの待つ．発作の最中に体を押さえつける，舌をかまないようにタオルを入れるなどの行為は行わない．

けいれんが終わったら身体を横向きにして流涎や嘔吐物が口外に出るようにする．このタイプの発作の場合には勢いよく転倒することもあるため受傷の有無を確認する．発作後はそのまま眠ってしまうこともあるが，そのままゆっくり休ませて回復を待つ．けいれん発作後に，もうろう状態となって動き回ろうとする場合もあるが，その場合には前述のとおり無理やり押さえつけることはしない．

4 発作の観察のポイント

①の発作以外では患者本人は発作の詳細がわ

かっていないことが多い．そのためできる限り周囲の人間が発作を観察することは，適切な対応のみならず，てんかんの診断・治療にとっても重要である．

1）　いつ，どこで，どのような状況での発作だったのか
2）　どのように発作が始まりどのように終わったのか
3）　どれくらいで回復したのか

などを観察し，患者本人に伝える．なお，発作時の様子を撮影した動画は，てんかん診断において有用であるが患者本人の了解なく撮影するのは好ましくない．

5 発作後の仕事復帰

①の発作では症状がおさまれば，すぐに仕事に戻ることはできる．②の発作の場合，発作終了後30分～1時間程度休憩のあとに仕事に復帰できることが多いと思われる．③の場合は発作後も半日程度は頭痛や筋肉痛などの体調不良が続くため仕事に戻れないことが多い．

しかし，これらはあくまでも目安であり，個人個人によって異なるため，あらかじめ患者本人と職場との間で発作後の回復の目安などを話し合っておく．基本的には患者本人が戻れると判断したときにはそのまま仕事復帰して問題ない．職場でのてんかん発作＝無理はさせずに早退させるといった一律的な対応はとらないのが望ましい．

6 どのような場合に病院を受診するか

多くのてんかん発作は数分で収束するため病院を受診する必要はない．しかし，けいれん性の発作が5分以上続く場合，あるいは発作を短時間で繰り返す場合には救急で病院を受診する必要がある．さらに，発作に関連した受傷がある場合にはその程度に応じて病院受診を検討する．

表1　職場でのてんかん発作に備える

- ●どのような発作なのか情報共有する
- ●発作症状に応じた環境整備する
- ●発作時にどのような対応をすべきか（しないでもらいたいか）を話し合う
  （例：発作時の動画撮影はすべきか否か）
  （例：発作時に声掛けをしてほしいか否か）
- ●発作後の仕事復帰のタイミングについて話し合う
- ●どのような場合に病院受診すべきか話し合う

7 患者本人と職場との事前の話し合いが重要

過剰な制限なく，患者本人が安全に仕事をするためには，患者本人と事前の職場の話し合い・情報共有が大事である（表1）．その話し合いに基づくことで，患者本人にとって適切な発作時対応が可能になる．

▶ 参考文献
・ 中里信和：てんかん発作にはこう対処する．*In.*「てんかん」のことがよくわかる本（中里信和 監）．講談社，9-25，2015
・ 大沼悌一：発作と対応．*In.* 成人期てんかんの諸問題（大沼悌一 著）．ぶどう社，111-123，2016
・ ドイツ法定労災保険中央連合会：ドイツ法定労災保険インフォメーション 250-001─てんかんおよび初回てんかん発作後の職業に関する評価．日本てんかん学会，2019．https://square.umin.ac.jp/jes/images/GermanLegal2019Jan.pdf
・ 国立研究開発法人日本医療研究開発機構 長寿・障害総合研究事業「てんかんの多層的多重的医療連携体制の確立に関する研究」班（寺田清人班長）：てんかんのある人に就労の機会を！ https://shizuokamind.hosp.go.jp/epilepsy-info/wp-content/uploads/2019/05/working.pdf

（谷口　豪）

Q34 学校でてんかん発作が起こった場合，どのように対応すればよいですか？

Keyword：安全確保，救急要請，坐薬投与

A 事前に学校側と話し合いを行なっておき，発作時には安全確保を中心に症状に応じた対応を行います．

てんかんの発作は，毎回全く異なる症状が出現するわけではなく，患者によって多くても数種類の概ね決まった形の発作が起こるものと考えてよい．このため，起こりうる発作とその対応は，対策は，事前に準備しておくことが可能である．

発作時の対応は，発作の症状により大きく異なる．たとえば，意識が保たれており運動症状がない場合(手足の痺れなどの感覚症状のみや，胃部不快感や動悸など自律神経症状のみの発作など)には，経過をみるだけで十分であり，患者の訴えがなければ，むしろ他者が気づくことはむずかしい．一方，意識が減損する発作でも，欠神発作のように，短時間で，倒れることがない発作の場合には，危険性は低く，特に対処は必要ない．意識を消失したうえ，四肢の自由がなくなり，突然倒れるような発作の場合には，外傷の危険もありうる．

スムーズな対応のために事前に教員に，どのような発作がどの程度の頻度で起きるのかを十分伝えておく．そして，どのような対応が必要なのかを保護者，教員などで事前に話し合い，適切な対応ができるように準備を行っておく．一般的には以下のような対応を行う(図1)．

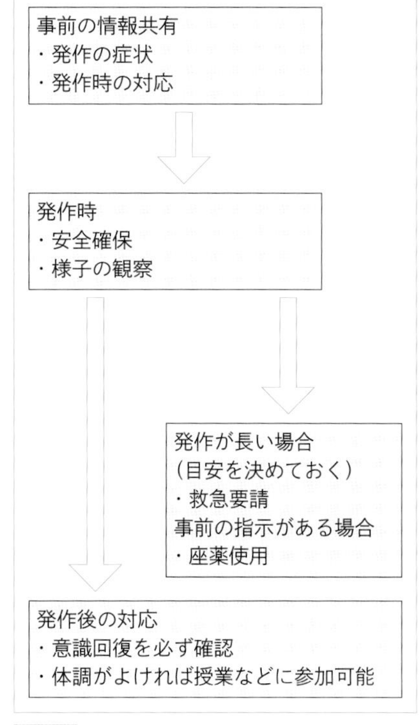

図1　発作時の対応の流れ

1 安全確保

どのような発作にも共通することは安全を確保することである．これには，倒れそうになった場合の支持や，周りや身につけている危険なものを取り除いたりすることなどが含まれる．発作中，発作後は嘔吐などによる窒息に注意する．また，口の中に物を入れない，無理に四肢の動きを止めない，など，発作中にすべきでないことの注意も必要である．教員に余裕がある場合に，発作の症状やその変化，時間などを観察，記録することができれば，診療上も有益な情報が得られる．また，ほとんどの発作は自然

に止まるため，慌てず冷静に対応するようにする．

2 救急要請

発作が2，3分以内に収まる場合には救急要請は通常不要であり，ほとんどの発作は安全確保と経過観察のみの対応で十分である．一方，まれではあるが，けいれんが重積する可能性がある場合には医療機関での治療が必要になるため，全身のけいれんが5分以上続く場合や発作が群発する場合に救急要請が必要になることがある．患者によっては発作がけいれん重積になる可能性が高い場合，発作が生じた時点で救急要請することもある．どのような場合に救急要請が必要になるのかは事前に教員とよく話し合っておき，納得できる内容で合意を得ておく．

3 臨時薬の投与

発作が起きたあとや発作の群発の際には，症状緩和や再発予防のために，抗けいれん剤(現在，一般的に使用されるのはジアゼパム坐薬)が必要なことがある．文部科学省からの事務連絡で，主治医から文書による指示など必要な条件を満たせば，教員が坐薬を投与することが可能となっている．このため，坐薬投与が必要な場合は，投与のタイミングと使用量の指示書を事前に得て学校に提出しておく．ジアゼパム坐薬は，投与後有効血中濃度に達するには15分程度の時間がかかること，副作用として眠気やふらつきがあることなども踏まえて，坐薬投与の依頼を検討する．発作中の坐薬投与はむずかしいこともあり，無理には行わず，安全に投与できる状態になってから行うべきである．使用後は，発作への効果や副作用の出現に注意して様子の観察を行う．

4 発作後の意識回復の確認

発作後は，意識が回復するまでは観察が必要である．呼びかけるなどして，意識の回復を必ず確認する．発作後の状態も，発作型や患者によってさまざまであり，発作後まもなく発作前の状態に戻る場合は，授業にすぐに復帰が可能である．発作後しばらく悪心や頭痛の訴えがあることもあり，体調が回復するまで保健室などで休ませることも必要である．発作が何度も起こる状態になる，あるいは体調回復に時間がかかるということがなければ，発作後に早退することは不要である．また，宿泊を伴う学校活動に参加中に発作が起きた場合も，体調回復に問題がなければ，途中で参加を取りやめること必要はない．

▶ 参考文献

・ 発熱時のジアゼパム坐薬. *In*. 熱性けいれん診療ガイドライン2015(日本小児神経学会 監，熱性けいれん診療ガイドライン策定委員会 編). 診断と治療社，50-56，2015
・ てんかん for school. https://www.tenkanfs.jp

（齋藤貴志）

頻　度　★★★　　難易度　★

自宅でてんかん発作が起きた場合，家族はどうしたらいいでしょうか？

Keyword：家族の発作時対応，全身けいれん，家庭内の注意場面

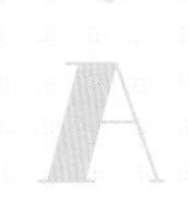

意識が消失する発作では，家族は患者の安全を確保し，意識回復までそばで見守ります．けいれん重積が疑われる場合は救急要請を行います．また発作に伴う外傷や，発作症状が普段と異なる場合は適宜病院を受診します．頓服対応などは事前に主治医と相談しておきましょう．

自宅で発作が起きた場合，家族ができることはおもに意識が回復するまでの間の患者の安全確保である．

意識が消失する発作（全身けいれんを含む）の場合は意識回復まで家族が付き添い，以下の対応を行うのが望ましい（表 1）．

1 全身けいれん発作時の対応

全身けいれんは強直相（全身の筋肉が収縮する）→間代相（筋肉の収縮・脱力が交互に出現する．発作が終了に近くにつれて収縮の間隔は長くなる）→終了の一連の流れをとる．

発作中に舌を噛まないように口の中に物を入れること（割り箸を挟むなど）は，患者が窒息する，もしくは家族の手が噛まれるリスクがあり行うべきではない．発作中に壁や家具に四肢・頭部をぶつけることがあるので，家族は患者が怪我をしないよう患者の位置をずらしたり，周囲の障害物を除くなど安全に気を配りながら，発作終了まで冷静に見守るのみでよい．

発作終了直後から呼吸は再開するが，意識が回復するまでの間に唾液などの分泌物を誤嚥し窒息するリスクがある．介助者は発作終了後速やかに側臥位にさせ，口から出た分泌物を拭き取ってあげるのがよい．

①けいれん発作が 5 分以上続く場合，②いったん発作は終了するが，意識が回復しないうちに再び発作がはじまる場合，は発作重積状態である．早急に薬剤を用いて発作を止める必要があり，救急搬送すべきである．ほかに，全身けいれんの既往がない患者では，新規の脳疾患との鑑別が必要がある．けいれんが頓挫し繰り返

表 1　発作時の家族の対応

<table>
<tr><th colspan="2">家族の対応</th><th>全身けいれん</th><th>意識消失発作</th></tr>
<tr><td rowspan="4">発作中</td><td rowspan="2">やってはいけないこと</td><td>口にものを詰める</td><td></td></tr>
<tr><td colspan="2">体を強く叩く，ゆする，抱きしめる
大声を出す</td></tr>
<tr><td rowspan="2">推奨されること</td><td>重積状態では救急車を呼ぶ</td><td></td></tr>
<tr><td colspan="2">冷静に見守る
患者が物にぶつからないよう気を配る
発作症状を動画撮影する</td></tr>
<tr><td rowspan="3">発作後</td><td>やってはいけないこと</td><td colspan="2">もうろうとした状態で飲水・内服をさせる</td></tr>
<tr><td rowspan="2">推奨されること</td><td>体を横に向ける
唾液をぬぐう</td><td></td></tr>
<tr><td colspan="2">いくつか質問をして意識が完全に回復したか確認する</td></tr>
</table>

さなければ救急搬送は必須ではないが，早めに病院を受診することが望ましい．また発作中に頭部を強打したり外傷が目立つ場合も同様である．

もともと発作症状に全身けいれんが含まれ，頻度が普段と変わらない場合はそのまま経過観察で構わない．

また，けいれん発作後に30分～1時間程度睡眠することもあれば，もうろう状態で歩き回ることもある．その際に力を入れて抑えようとすると抵抗し，場合によっては介助者が怪我をすることもある．意識が戻ってくるまでは患者の身の回りの安全に気を配りながら，そのまま歩かせて構わない．ただし段差や階段など転倒のおそれがある場所では，肩をそっと押して方向転換を促すのがいい．

2 全身けいれんはないが，意識消失する発作

意識消失発作では，発作中から動き回ることがある．また意識消失し体のバランスを崩し倒れることも多い．発作自体は数分以内で終了することが多いが，引き続いてもうろう状態がさらに数分～30分程度続くことがある．発作中および発作後のもうろう状態では上記全身けいれん後のもうろう状態と同様の対応を行う．

1）意識障害の有無，回復の確認

非けいれん性発作では，発作時に意識が曇るが完全には消失しないことがある（意識減損）．患者は「頭の回転が悪くなった」「ぼーっとする」と自覚できることもあるが，意識障害に気がつかないこともある．時に家族の呼びかけに「うん」「あー」など簡単な返答が可能で，家族も意識が完全に保たれていると誤認してしまうことも多い．また逆に意識が清明であっても，失語症状のため家族の呼びかけに返答できず，意識障害があるように見えることがある．家族は余裕があれば発作時に「はい」「いいえ」で可能な簡単な質問ではなく，名前や日時をたずねたり，簡単な引き算をさせてみたり，ペンやスプーンなど身の回りの物を見せて呼称ができるか試すと意識障害の有無がより明確となる．以上の質問に普段どおり答えることができれば意識が回復したと考え，家族は見守りを終了し患者本人も通常の生活に戻ってよい．

3 意識が保持される発作

意識が保持される発作の場合は短時間で終わることが多く，通常患者本人で安全確保できることが多い．そのため家族の付き添いは必須ではないが，もし近くにタバコの火があったり台所での発作では，必要に応じて火を消したり危険物を除き安全を確保する．

1）発作時の動画撮影の勧め

意識消失・保持いずれの発作も，発作中および直後に側方徴候（左右の脳どちらから始まっているか示唆する左右差のある症状）が出現する場合がある．外来で医師が不足なく聴取することはむずかしく，患者・家族の正確な想起も困難であるが，診断治療に有用な情報である．通常脳波施行時や診察の場で主治医が発作を直接確認することはまれであるため，家族は発作出現時は可能な限り，携帯電話などで動画収録することを心がけるといい（ただし，事前に患者本人から動画撮影の許可をもらっておくなどの配慮も必要である）．

4 頓服指導

頓服は基本的に「次の発作を抑制するための薬剤」であり，単回の発作では基本的に不要である．普段以上に発作が頻発する場合は使用を検討するが，使用方法については主治医と事前に相談しておくのがよい．頓服は座薬と錠剤を

用いることが多い．座薬はおもに全身けいれんに用いるが，発作中は肛門括約筋も強直し挿入できないので，発作の終了を待って使用する．また錠剤を使用する際は，意識が完全に回復していない状態では飲水や内服で誤嚥窒息のリスクがある．意識消失発作の項目の1)に記載しているような質問を行い，意識が回復したのを確認後に内服させる．

近年新たな投与経路の頓服として，頬粘膜から吸収される液剤が発売された．これは従来の頓服薬と異なり，発作重積の最中に使用できる薬剤である．発作の最中に液剤が入っているシリンジを頬と歯ぐきの間に差し込み注入することで，発作を終了させることができる．けいれん重積では30分以上持続すると後遺障害が懸念されるが，この薬剤を使用すれば救急車の到着前に発作を止めることが期待できる(現在適応は小児のみである)．

5 自宅での発作に関連する死亡・外傷リスク

てんかん患者は日常生活でも受傷することが多く，最も多いのが溺水である[1]．溺水は死に直結しやすく，溺死は一般人口に比べて約10倍リスクが高い．溺死は海やプールなどでなく，おもに家庭での入浴時に生じている[2]．そのほかにも火傷や転落などに遭遇しがちであり，日常生活での留意事項を以下に示す[3]．

① 溺水：入浴時の発作に気がついたら家族は湯栓を抜く(入浴中の発作の詳細はQ43を参照のこと)．

② 転落：就寝時ベッドの高さは一番低くしておく．ベッドより布団を敷くほうが望ましい．日常生活でもはしごの使用や高所での活動を控える．

③ 火傷：料理をする際はガスコンロやオーブンを使わず，電子レンジを使用する．刃物を使う際は家族が見守り，単身では可能な部分はキッチンバサミで代用する．暖房器具は電気ストーブではなく，エアコンを使用する．アイロンやドライヤー，ホットカーラーの使用時間もできるだけ短くする．喫煙中に発作を起こすと火傷や火事のリスクがあり，健康への影響も考え禁煙を心がける．喫煙する際は家族が見守る．

文献

1) Wirrell EC.: Epilepsy-related injuries. *Epilepsia* **47**, 79-86, 2006
2) Bain E, *et al.*: Drowning in epilepsy: A population-based case series. *Epilepsy Res* **145**, 123-126, 2018
3) Spitz MC.: Injuries and death as a consequence of seizures in people with epilepsy. *Epilepsia* **39**, 904-907, 1998

参考文献

・ 谷口　豪：自宅でてんかん発作が起こった場合の対応を，家族にどのように指導すればよいですか？ *In.* てんかん支援Q&A(谷口　豪・他 編著)．医歯薬出版，78-79，2018
・ 独立行政法人国立病院機構　静岡てんかん・神経医療センター：てんかん情報センター，情報室，てんかん発作の記録と観察・介助．https://shizuokamind.hosp.go.jp/epilepsy-info/information-center/

(宮川　希)

36　保護帽とはどんなものですか？

Keyword：リスク管理，転倒予防

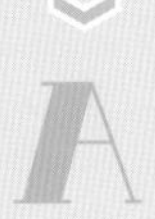

頭部損傷を防止あるいは軽減するために使用される保護具です．てんかんの発作にはさまざまな発作があり，転倒を伴う発作がある人にはさまざまなリスクが生じます．転倒の際に頭部を殴打するなどの外傷リスクが非常に高くなるため，安全に日常を送るための工夫の一つとして保護帽があげられます．

てんかんの発作型では脱力発作（失立発作）と，強直間代発作が外傷を受けやすく，さらに月に１回以上の発作頻度を有する例は外傷の危険性が高いことが指摘されている．発声後にゆっくりと倒れる場合，隣で支えれば転倒を防げるが，多くの場合は突然転倒するので傍らに付き添っていなければ怪我の予防はできないため，保護帽や家の中の環境を工夫するしかない．

転倒した際，明らかな怪我や骨折をしていると病院での受診に迷いはないと思うが，脳の損傷は骨折などと異なり治癒することがむずかしく，今後の生活に大きな影響を及ぼしてしまう危険性がある．通常に比べて意識回復が明らかに遅い場合や，一度意識がはっきりした後に再び意識がもうろうとする場合には受診し検査を受けることが望ましい．

発作によって外傷しやすい部位は顎，前額，後頭，下唇などが多いといわれている．発作の起きやすい状況を把握したうえで行動の制約に関する検討を適切に行う必要がある．たとえば，発作の起きやすい時間帯がある場合には，その時間は座って過ごすなどして，外傷の危険を回避する．危険を伴う場所では一人で行動する機会を少なくし，付き添いを依頼するように努める．それでも転倒する発作が頻発し外傷の危険性の可能性の高い人には，頭部保護帽の使用や転倒による外傷予防の対策が必要となる．

てんかんの患者の頭部保護帽というと，以前はボクシングのヘッドギアのような形状が主流であった．装着していると外見から何かしらの疾患を抱えていることがすぐにわかってしまうなど他者から差別を受けたり偏見を抱かれやすく，患者本人や家族が装着することに躊躇することが多かった．しかし近年は，バリエーションが豊富になり，通常の生活環境で装着しても違和感のないものを容易に手に入れることが可能となった．軽量化されたクッション材や作製されたものが販売されるようになっている（図１）．保護帽は，転倒したはずみにはずれて，頭部や顔面，歯に受傷するなど，かえって

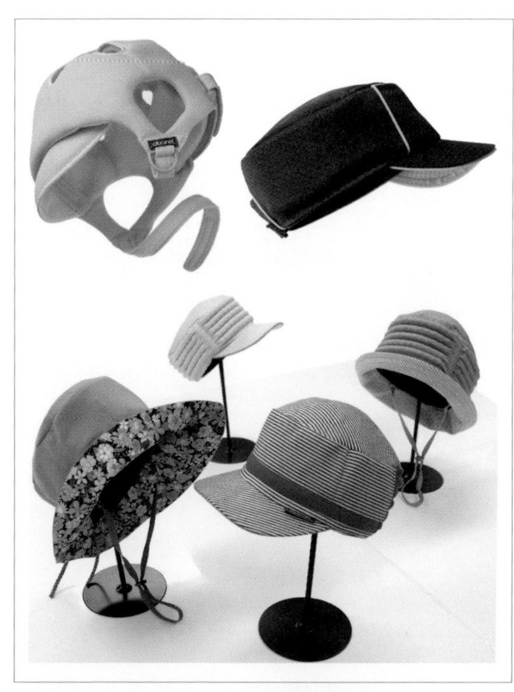

図１　シーンにあわせて選べる保護帽
〔株式会社 特殊衣料より提供〕

危険な場合もある．患者の頭の大きさと形，そして外傷を受けやすい部位を考慮して，その部分を強化した自分用の頭部保護帽を着用することが勧められる．頭部保護帽に関しては，既製品からセミオーダーメイド，オーダーメイドがあり，発作の型や受傷部位を考慮し，専門スタッフに相談しながら決めていくことが勧められる．保護帽の作製には，自治体より補助金が「日常生活用具」として支給される場合があるため確認の必要がある．転倒による外傷を予防するには，保護帽の使用だけでなく，環境面における工夫も大切である．堅い床にショックをやわらげるマットやカーペットを敷く，床素材をクッション性のあるものにする，室内にはストーブなどを置かないようにし，家具の角の部分にはゴムのカバーを貼るなどする．膝や肘などを保護するためのサポーターの使用も有効である．

参考文献

- 笠井愛美：快適な頭部保護帽，転倒による外傷の予防．Epilepsy **8**：120-123，2014
- 須江洋成・他：てんかん発作による転倒と口腔外傷について―知的障害を対象に―．Prog Med **32**：967-971，2012

（須賀裕輔）

頻　度 ★★★　　難易度 ★★★

Q37 薬を飲んですぐに嘔吐しましたが，どうすればよいですか？

Keyword：薬，嘔吐，再度服用

A 薬を飲んですぐに嘔吐した場合は時間を少しおいて再度服用するほうがよい場合もあります．主治医と相談しておきましょう．

飲み薬の場合，薬を飲んでからあまり時間が経っていない(一般的には30分未満)と，まだ薬が胃のなかにとどまっている可能性がある．大半の薬は腸で吸収される．まだ胃のなかに薬が残っている状態で嘔吐してしまうと，薬が吸収される前に体の外に出されることになる．そうなると薬が吸収されず飲んでいないのとほとんど同じ状態になる．この場合はもし可能ならば再度服用するほうがよい場合が多い．ただし，嘔吐の理由にもよるが嘔吐してからすぐに薬を服用しても再度嘔吐してしまうことが多いため，悪心が治まるまでしばらく時間をおいてから再度服用するのがよいと思われる．薬を飲んでから十分に時間が経っている(一般的には30分以上)場合は，個人差もあるが胃を通過して腸まで薬が到達している場合が多い．この場合は嘔吐してしまっても体の外には出されず，腸から薬が吸収されるので再度服用する必要はないことが多い(図1)．

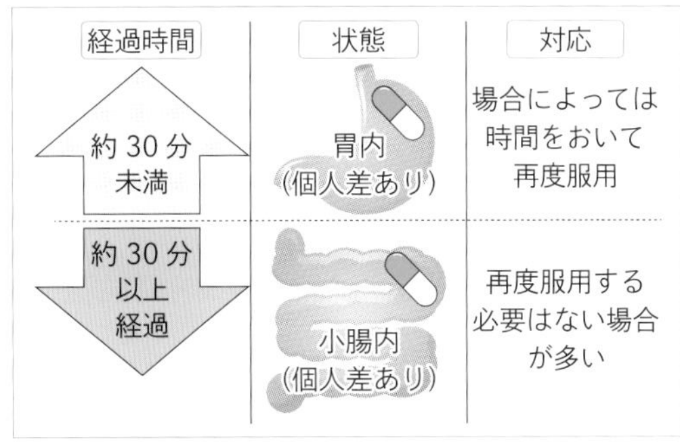

図1　内服後嘔吐対応

ただし，患者の服用している薬，発作の頻度や状態などにより対処法が変わるので一度主治医と相談しておくことをお勧めする．

参考文献

・ てんかんネット Q&A 暮らしサポート．https://www.alfresa-pharma.co.jp/general/tenkan/faq/index.html

(大竹将司)

薬を飲み忘れたのに気づきましたが，どうすればよいですか？

Keyword：薬，飲み忘れ，対処

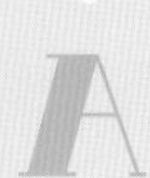

一般的には 1 日 1 回服用の薬の場合は気づいた時点で，1 日 2 回服用の薬の場合は気づいた時点で 1 回目を服用します．2 回目は 6〜8 時間あけて服用し，次からはいつもどおり決まった時間に服用します．飲み忘れた場合の対処を主治医と相談しておきましょう．

飲み忘れ時の対応は患者によって異なる．必ず主治医と相談しておく必要がある．ここでは一般的な対処法を紹介する（図 1）．

1 日 1 回服用の薬の場合は，気づいた時点で服用する．もし翌日に気づいた場合はその日の分のみ服用し，次からまた忘れないように決められた時間に服用する．

1 日 2 回服用の薬の場合は，気づいた時点で 1 回目を服用する．2 回目は 6〜8 時間あけて服用し，次からはいつもどおり決まった時間に服用するようにするとよい．気づいた時間が遅く，2 回目の服用まで 6〜8 時間空けられない場合は，1 回目の服用はせずに 2 回目の薬のみ服用し，翌日から決められた時間に服用する．

1 日 3 回以上服用の場合は，気づいた時点で 1 回目の服用をする．2 回目は 4 時間空けて服用する．4 時間以上空けられない場合は，1 回目の服用はせずに次の服用のタイミングから決められた時間に服用する．

▶ 参考文献

・東京都病院薬剤師会：くすりの話．https://www.thpa.or.jp/general/1

・てんかんネット－Q&A 暮らしサポート．https://www.alfresa-pharma.co.jp/general/tenkan/faq/index.html

（大竹将司）

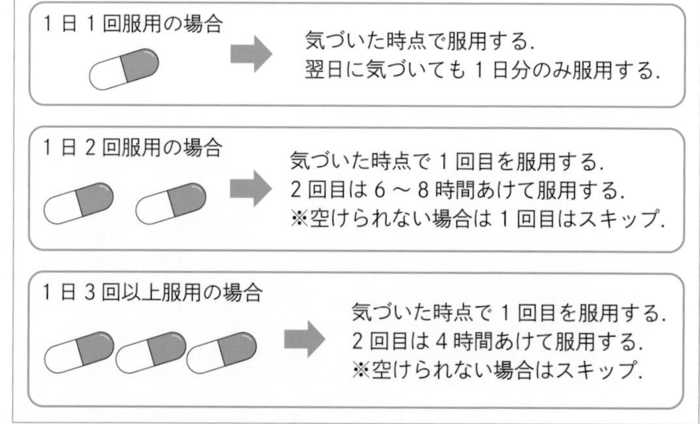

図 1　**飲み忘れ時の一般的な対応**

〔てんかんネット：Q&A 暮らしサポート https://www.alfresa-pharma.co.jp/general/tenkan/faq/index.html〕

頻　度　★★　　難易度　★★

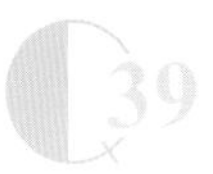

国内旅行・海外旅行に行くときに気をつけることはありますか？

Keyword：旅行，緊急カード，処方証明書

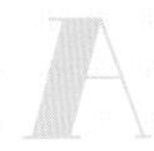

無理のないスケジュールを組み，睡眠不足や過労には注意し，確実に抗てんかん薬を内服することが重要です．

てんかんの患者の場合は，てんかん発作を理由に旅行に消極的となっている人が少なくないが，旅行によって普段とは異なる体験や経験をすることは，生活の質を向上させるうえで重要である．さらに修学旅行などの学校行事への参加は患者本人が自信を得て，自主性や協調性を育む契機になりうるため，旅行に関する不安が解消できるよう指導する必要がある．

1 無理のないスケジュール

疲労や睡眠不足は発作を誘発することがあるので，ゆとりをもって旅行できるようなスケジュールを立てる．ダイビングや高所に登るような体験が含まれている場合には，個別に検討する．

2 抗てんかん薬の準備

紛失や盗難，日程の延長に備えて，抗てんかん薬は旅行の日数分より多めに持参するのがよい．さらに，日頃から発作時の頓用薬を処方している患者は，使用方法について主治医と確認しておく．

3 緊急カード

発作症状や発作時の対応について記載された，緊急カード(図1)を日本てんかん学会は作成している．日本てんかん協会のホームページよりダウンロードできるので，旅行中は携帯する．

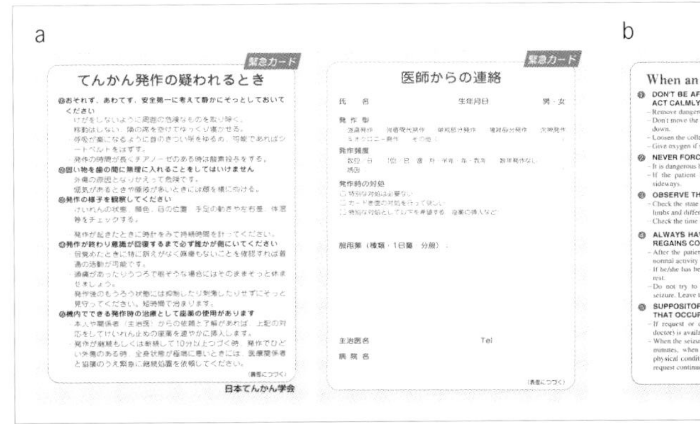

a

緊急カード

てんかん発作の疑われるとき

①おそれず、あわてず、安全第一に考えて静かにそっとしておいてください
- けがをしないように周囲の危険なものを取り除く。
- 移動はしない。隣の席を空けてゆっくり寝かせる。
- 呼吸が楽になるように首のきつい所をゆるめ、可能であればシートベルトをはずす。
- 発作の時間が長くチアノーゼのある時は酸素投与をする。

②固い物を歯の間に無理に入れることをしてはいけません
- 外傷の原因となりかえって危険です。
- 嘔気があるときや唾液が多いときには顔を横に向ける。

③発作の様子を観察してください
- けいれんの状態、顔色、目の位置、手足の動きや左右差、体温等をチェックする。
- 発作が起きたときに時計をみて持続時間を計ってください。

④発作が終わり意識が回復するまで必ず誰かが側にいてください
- 目覚めたときに特に訴えがなく麻痺もないことを確認すれば普通の活動が可能です。
- 頭痛があったりうつろで眠そうな場合にはそのままそっと休ませましょう。
- 発作後のもうろう状態には抑制したり刺激したりせずにそっと見守ってください。短時間で治まります。

⑤機内でできる発作時の治療として座薬の使用があります
- 本人や関係者（主治医）からの依頼と了解があれば、上記の対応をしてけいれん止めの座薬を速やかに挿入します。
- 発作が継続もしくは断続して10分以上つづく時、発作でひどい外傷のある時、全身状態が極端に悪いときには、医療関係者と協議のうえ緊急に継続処置を依頼してください。

（裏面につづく）

日本てんかん学会

緊急カード

医師からの連絡

氏　名　　生年月日　　男・女

発作型
強直発作　強直間代発作　単純部分発作　複雑部分発作　欠神発作
ミオクロニー発作　その他（　）

発作頻度
数回/日　1回/日・週・月・半年・年・数年　数年発作なし
誘因（　）

発作時の対処
□特別な対処は必要ない
□カード表面の対処を行って欲しい
□特別な対処として以下を希望する（座薬の挿入など）

服用薬（種類・1日量・分服）：

主治医名　　Tel
病院名

（表面につづく）

b

Emergency Card

When an epileptic seizure is suspected

① DON'T BE AFRAID, DON'T PANIC, THINK SAFETY FIRST AND ACT CALMLY.
- Remove dangerous objects nearby to prevent accidental injury.
- Don't move the patient, empty the neighboring seat and help him/her to lie down.
- Loosen the collar to make breathing easier.if possible loosen the seat belt.
- Give oxygen if seizure is prolonged and cyanosis is evident.

② NEVER FORCE ANY HARD OBJECT BETWEEN THE TEETH.
- It is dangerous because the object might injure the patient.
- If the patient is nauseated or producing much saliva, turn the head sideways.

③ OBSERVE THE CONDITIONS OF THE SEIZURE.
- Check the state of convulsion, facial color, eye position, movement in four limbs and difference in left and right limbs, body temperature,etc.
- Check the time when seizure started and time the duration of seizure.

④ ALWAYS HAVE SOMEONE AT THE SIDE UNTIL THE PATIENT REGAINS CONSCIOUSNESS.
- After the patient comes to, if he/she has no complaint or paralysis, then normal activity may be resumed.
- If he/she has headache or looks vacant and sleepy, let him/her continue to rest.
- Do not try to interfere or stimulate the half-conscious state after the seizure. Leave the patient to recover quietly. It doesn't take long.

⑤ SUPPOSITORY MAY BE USED AS TREATMENT FOR SEIZURE THAT OCCURS IN THE PLANE.
- If request or consent from the patient or related personnel(attending doctor) is available ,apply a suppository promptly to stop convulsion.
- When the seizure has lasted continually or intermittently for more than 10 minutes, when there is serious injury due to the seizure, or when the physical condition is extremely poor,consult with medical personnel and request continued treatment urgently.

(Continued overleaf)

Japan Epilepsy Society

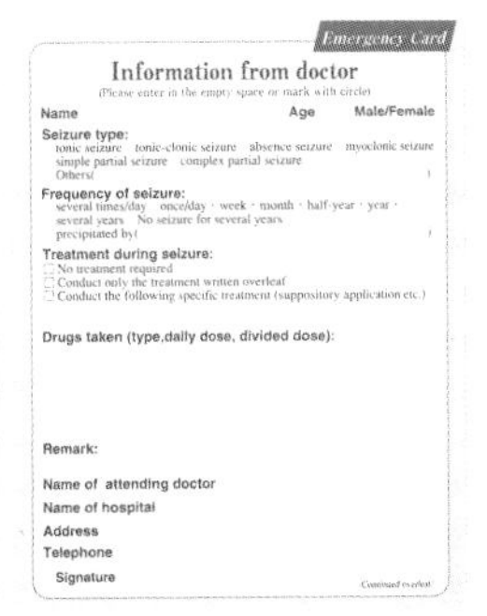

Emergency Card

Information from doctor

(Please enter in the empty space or mark with circle)

Name　　Age　　Male/Female

Seizure type:
tonic seizure　tonic-clonic seizure　absence seizure　myoclonic seizure
simple partial seizure　complex partial seizure
Others(　)

Frequency of seizure:
several times/day　once/day・week・month・half-year・year・several years　No seizure for several years
precipitated by(　)

Treatment during seizure:
□ No treatment required
□ Conduct only the treatment written overleaf
□ Conduct the following specific treatment (suppository application etc.)

Drugs taken (type,daily dose, divided dose):

Remark:

Name of attending doctor
Name of hospital
Address
Telephone
Signature

(Continued overleaf)

図1　緊急カード
a：日本語版，b：英語版

4 時差と服薬

海外旅行の場合，時差が問題になるが，時差が4〜5時間以内の場合は，飛行時間に関係なく，離陸した時点から現地の時刻にあわせて服用すれば，服薬間隔が近すぎることもなく，24時間あたりの服薬量も確保できる．

時差が長い場合には，出発地の時刻にあわせて機内で内服をする．現地到着後は現地の時刻にあわせて服用する．長い機内滞在時間による疲労や睡眠不足を考慮すると，より確実に内服するのが望まれる．

5 処方証明書（英文）

ベンゾジアゼピン系などの薬剤の持ち込み，持ち出しが制限されている国もあるので，税関でトラブルにならないためにも処方証明書（図2）を持参するのが，海外旅行の場合には望ましい．

Jan ○○.2021

To whom it may concern:

○○○ ○○ 31 Y.O. female

The above named patient has been under my care for epilepsy. She has had several episodes of convulsion since age of 12 years.

She had two type of seizure, generalized convulsion which occurred once for several years and minor seizure of loss of consciousness once for several month.

At this present time she has had no seizure for the last 8 years

She is on the following medication.

Levetiracetam (500) 2T at bedtime

Levetiracetam (500) 1T at morning

She is instructed to take these medicines every day faithfully without missing. Any courtesy which could be extended to her will be greatly appreciated

Go Taniguchi MD, PhD
Department of Psychiatry
National Center of Neurology and Psychiatry
187-8551 Ogawa-Higashi, Kodaira
Tokyo Japan
Tel: 81-42-341-2711

図2 処方証明書

▶ 参考文献

- 一人で旅行に出かける時に，注意すべきことは何ですか？ *In*. てんかんテキスト－理解と対処のための100問100答，改訂第2版（清野昌一・他）．南江堂，97-98，1999
- 海外留学や海外旅行をするさいに，どのような注意をすべきですか？ *In*. てんかんテキスト－理解と対処のための100問100答，改訂第2版（清野昌一・他）．南江堂，99-100，1999
- 久保田英幹：てんかんのある子どもの旅行．小児科 **59**：1161-1166，2018

（谷口　豪）

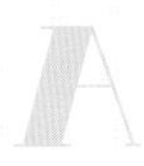

Q40 食べてはいけないものはありますか？

Keyword：柑橘類，健康食品，低 GI 食

A カルバマゼピンを内服している場合には，グレープフルーツなどの柑橘や一部の健康食品に注意が必要です．基本的に医師に指示された食事療法を行う場合以外に，食べ物に関しての制限はありません．

グレープフルーツジュースがカルバマゼピンの血中濃度を上昇させることが知られている．グレープフルーツなどの柑橘に含まれるフラノクマリン類が，消化管で薬物を代謝する酵素の働きを阻害し，消化管からの薬物の吸収量を多くしてしまうからである．そのため，柑橘の摂取は，カルバマゼピン服用中には避ける必要がある．温州みかんやデコポンはフラノクマリン類の含有量が少ないとされ，摂取しても問題はない[1]．

それ以外には，健康食品にも注意が必要であり，葉酸を含むサプリメントを過剰に摂取するとフェニトインの血中濃度が低下してしまうため，摂取量には注意が必要である．

また，ハーブの一種であるセントジョーンズワート(セイヨウオトギリソウ)は，消化管での薬物の代謝を促進し，抗てんかん薬の消化管での吸収量を減らしてしまい，血中濃度が低下するため，併用は避ける必要がある[2](表1)．

食事については，主治医により指示された食事療法(Q31を参照)を行う場合以外には制限はない．近年は，てんかんに限らず，糖尿病などの生活習慣病でも利用されることがある低グリセミック・インデックス(glycemic index，低 GI 食)が知られている．血糖値を上げにくい低 GI 食を日々の食事のなかに取り入れて実践することはもちろんよいことではあるが，こだわりすぎるあまり，バランスを欠いた食事になることは決して望ましいことではない．また，患者が家族やパートナーなどを自身の食事方法のこだわりに巻き込んだり，逆に希望していない患者に家族がそうした食事方法を無理強いすることは，家族間の軋轢につながる可能性もある．もし，食事療法を行う場合には，主治医だけでなく家族ともよく話し合って行うことが重要である．

ゆっくりと食事を摂ることを意識するだけでも，十分に血糖値の上昇や摂取カロリーを抑えることはできる．

文献

1) 齋田哲也・他：酵素免疫測定法による食物・生薬中のフラノクマリン類含量のスクリーニング．医療薬学 **32**: 693-699，2006

2) 久保田隆廣・他：[総説] 新規サプリメントと医薬品の相互作用を予見する．日本補完代替医療学会誌 **7**：67-74，2010

（佐伯幸治）

表1　注意が必要な食品など

注意が必要な食品・健康食品	抗てんかん薬	影響
グレープフルーツ スウィーティー メロゴールド 晩白柚, 文旦, 八朔, 夏みかん などの柑橘	カルバマゼピン	血中濃度の**上昇**
葉酸サプリメント※1	フェニトイン	血中濃度の**低下**
セントジョーンズワート(セイヨウオトギリソウ)	フェニトイン カルバマゼピン フェノバルビタール	血中濃度の**低下**

※1：医師による指示量を超えて過剰に摂取した場合に起きる可能性がある

生活習慣が発作に影響を与えることはありますか？

Keyword：睡眠，疲労，生活リズム

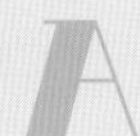

睡眠不足，疲労，服薬忘れ，飲酒などが発作の誘因として多く，生活習慣は発作に影響します．

体調不良や過度な疲労など，てんかんの誘因にはさまざまなものがあるが，その一つに睡眠があげられる．睡眠不足はてんかん発作の最大の敵といわれることもあり，十分な睡眠を確保すること，そのために睡眠リズムを整えることが発作の抑制に必要となる．

てんかんの種類によっては，発作の起こる時間が異なる．若年ミオクロニーてんかんや覚醒時大発作てんかんは覚醒後数時間以内に発作が起こりやすいといわれており，前頭葉てんかんは睡眠時に限って起こることがある．これらの発作がある人の場合，生活リズムが乱れるといつ発作が起こるか予測しにくくなり，転倒や怪我など不意の事故が起こるリスクが増大する．発作が起こりやすい時間帯を知ったうえで生活リズムを形成することによりこのような危険性を軽減することが可能である．

生活リズムを整えるために，朝決まった時間に起床し光を浴びることで，概日リズムをリセットすることが可能である．人の概日リズムは個人差があり，体内時計は24時間ちょうどではなく，ほとんどの人は体内時計にずれがあるといわれている．また，朝に光を浴びる以外に，規則正しい食事や日中の適度な運動，就寝直前は過度な運動をしないことや熱すぎるお湯につからないなど，体温と睡眠に関する報告も多数見受けられる．生活リズム改善は睡眠を整えることが重要である（図1）．

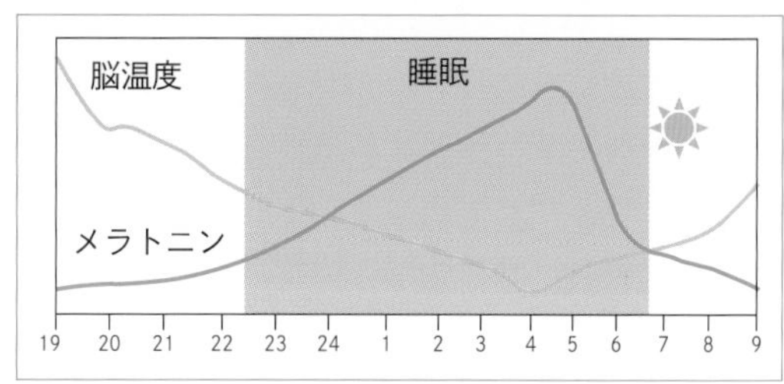

図1　生活リズムを整えるための生体機能

睡眠に大きく関係する深部体温（脳温度）とメラトニンの分泌量を図に示す．
メラトニン分泌を一定に保つためにも，朝決まった時間に太陽の光を浴びて体内時計をリセットする必要がある．

疲れ自体が発作を起こす場合もあるが，疲れがたまって睡眠が乱れ不規則な生活が続くと発作が起こりやすくなる．ストレスも緊張や不安の連続によって精神的に明らかに負担となる場合，発作の原因になる．ストレスがたまらないようにすることが必須だが，精神的に負担と感じる場合は，適度な休息，ストレス発散の方法をもっていることが必要となる．一方で，通常の仕事や遊びをしている際の適度な精神的緊張感は，発作を抑えるともいわれている．あまり「緊張してはいけない」と意識しすぎるのも望ましくない．

▶ 参考文献

- 秋元波留夫（監），河野暢明：てんかんのすべてがわかる本．法研，2006
- 三島和夫（編）：不眠症治療のパラダイムシフト．医薬ジャーナル社，2017
- 金村英秋：てんかんと睡眠障害．小児内科 **49**：1167-1170，2017

（須賀裕輔）

Q42 アルコールやタバコは大丈夫ですか？

Keyword：アルコール，タバコ

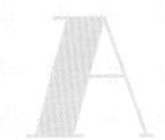

多量のアルコールはてんかんに悪影響を与えます．タバコの影響は不明な点が多いが，健康に害を及ぼすのは事実です．よって両者とも控えるのが望ましい．

昔から酒は百薬の長といわれており，少量のアルコール摂取は健康上問題ないという報告も多い．しかしてんかんの患者には慣習的に「アルコールは控えるように」と指導されている．

アルコールと発作頻度に関する研究は少なく，有名なHoppenerの研究を筆頭に「嗜み・付き合い程度の飲酒は発作に大きな影響を与えない」という研究結果も散見される[1)]．一方で「大量・頻回な飲酒は発作頻度が悪化する」という研究も存在し[2)]，結論は一貫しない．

アルコールを控えるように指導する理由としては，アルコールが直接てんかんに与える影響だけでなく，①アルコールが睡眠に与える影響，②アルコールと抗てんかん薬の競合作用，③アルコール離脱によるけいれん誘発，があげられる．

① 就寝前の飲酒は“寝酒”とよばれるように入眠作用をもつが，その後の睡眠深度が浅くなり，全体の睡眠の質が低下する．またアルコールは利尿作用をもつため，夜間に尿意をもよおし中途覚醒してしまう．以上から睡眠時間・質の確保ができなくなることで発作を誘発する可能性がある．

② 抗てんかん薬のなかには(特にベンゾジアゼピン系薬剤やフェニトインなど)，アルコールと肝代謝で競合し血中濃度が一過性に上昇する．またアルコールは脳内で抗てんかん薬と一部同様の働きをもつことから，増強効果でふらつきやめまいが通常以上に出現する．

③ アルコールを多量に常用している場合，入院などで突然飲酒を中止した際に，離脱症状として全身けいれん(離脱けいれん)が出現する．離脱症状はてんかんの有無にかかわらず出現し，断酒後6～24時間以内に苛立ちや手指振戦，発汗といった小離脱からはじまる．離脱けいれんは前兆を伴わない全般性強直間代発作で，発症のピークは断酒後丸1日程度である．重積状態はまれだが，離脱けいれんを繰り返すとけいれんやせん妄がさらに起きやすくなる．また脳障害が起こる可能性がある[3)]．

患者へのアドバイスとしては，上記理由から発作抑制している場合に限り「飲酒は積極的には勧められないが，ビールなどアルコール度数のあまり高くないお酒を嗜む程度なら飲んでもよいのでは」と伝えるのがよいだろう(表1)．

また「薬とアルコールを一緒に飲んではいけない」といわれると，飲酒後だからと自己判断で内服をスキップしてしまう患者がいる．抗てんかん薬は毎日処方されたとおりに内服することで発作抑制が期待できるため，必ず1日内

表1　お酒・タバコとのつきあい方

飲酒	発作(－)	嗜み程度なら可． 飲酒をしても，内服は忘れないように．
	発作(＋)	発作への影響があるので，控える．
喫煙 (電子タバコ含む)	発作への影響や，発作時に火傷や火事のリスクがあるだけでなく，健康自体に悪影響なので控える．	

服量は変えないように指導することが必要である．

タバコに関しても研究結果は少ない．動物実験ではニコチンのもつ副交感神経刺激作用から発作が抑制されたという結果があるが，人間において過剰摂取で発作を引き起こすことが知られている．タバコにはニコチン以外にもさまざまな有毒物質を含むことが米国食品医薬品局(FDA)に指摘されている．それらには発作を誘発する物質と抑制する物質の両方が含まれる．いずれにせよ体内の臓器にとって喫煙(副流煙含む)は悪影響であり，患者とその家族には禁煙を促すことが望ましい[4]．また喫煙中に発作を起こすと，火傷を負うのみでなく，場合によっては火災につながるおそれもある．電子タバコは直接の火傷のリスクは少ないが，アメリカで2010年から2019年初期までに35件電子タバコ使用後のけいれん発作が報告され，FDAが調査を開始した．電子タバコとけいれんの明らかな因果関係はまだ明らかになっていないが，通常のタバコと同様に控えたほうがよいと思われる．

▶ 文献

1） Höppener, RJ, *et al.*: Epilepsy and Alcohol: The Influence of Social Alcohol Intake on Seizures and Treatment in Epilepsy. *Epilepsia* **24**: 459-471, 1983
2） Hauser WA, *et al.*: Alcohol, Seizures, and Epilepsy. *Epilepsia* **29** Suppl 2: S66-78, 1988
3） 石井博修：アルコール離脱せん妄．レジデントノート **20**：2593-2599, 2019
4） Rong L, *et al.*: Tobacco smoking, epilepsy, and seizures. *Epilepsy Behav.* **31**: 210-218, 2014

▶ 参考文献

・ 兼本浩祐：5章　てんかん症候群とてんかん類似疾患，9.8.R アルコール離脱．*In.* てんかん学ハンドブック．医学書院，286-289，2018
・ 日本てんかん協会東京都支部(編)，大沼悌一：成人期てんかんの諸問題．ぶどう社，2016

（宮川　希）

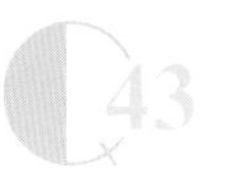

入浴中の発作に気をつけるポイントはありますか？

Keyword：入浴，溺水，環境整備

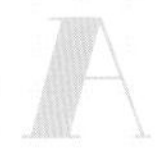

けいれん性発作のみならず意識減損する発作でも入浴中の場合は生命にかかわる事態も起こりうることを意識し，予防や対処することが大切です．

てんかん発作による入浴中の死亡はてんかんの患者の死因として無視できる数ではない．

1 入浴中の発作に備えて気をつけること

① 独りでの入浴の場合はシャワー浴が望ましい

② 同居の家族などが在宅しているときに入浴することが望ましい．入浴の際にはまず家族に一声かける

③ 強直間代発作などの転倒を伴うてんかん発作が出現する可能性がある場合は，発作時にすぐに手の届く距離で家族が見守るか，家族同伴のうえで入浴する

④ 自分で助けを呼ぶ場合や，溺水があった際に見守っている家族が救助を要請しなければいけない場合に備えて，入浴中にはスマートフォンや携帯電話，固定電話の子機を脱衣所などのすぐ手に取れる場所に準備しておくとよい

⑤ 高さのある椅子などは転落の危険性があるため，背もたれやひじ掛けのあるシャワーチェアを使用するか，マットなどを活用して床に直接座るなどして入浴する，不要な物は浴室内には置かないなどの環境整備を行う

⑥ 体温の変化やシャワーの音などで反応する発作もあるため，発作の誘発要因がある場合は，できる限り誘発要因を除去した環境下で入浴する（浴室内の温度調整・耳栓使用など）

⑦ 時間帯（夕方に多い，寝入り・寝起きに多い）や発作頻度（1回/月や1回/週）がわかっている場合は，発作出現の可能性が高いタイミングと入浴の時間が重ならないように注意する

⑧ 発作直後の入浴は控える

これらを図1にまとめる．

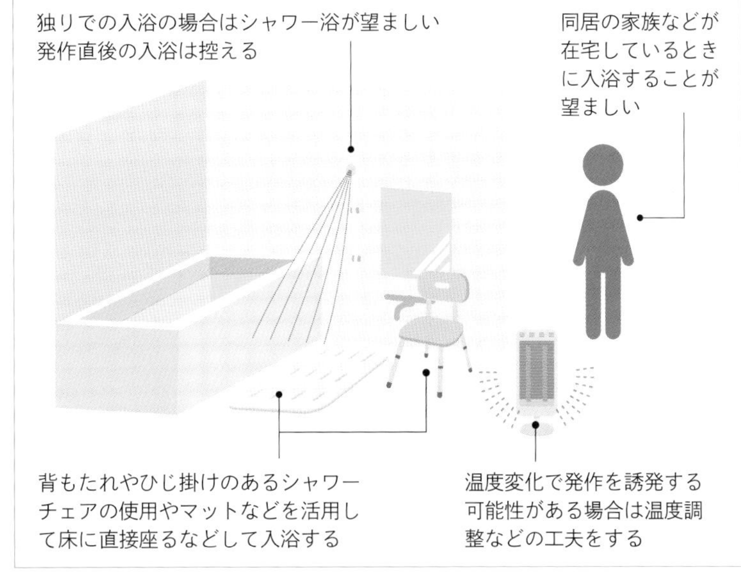

図1 入浴のポイント

2 溺水時の対応

1) 意識がない場合の家族の対応

① 家族はまず患者の顔が湯につからないようにして呼吸を確保する．患者が重くて浴槽から引き出せない場合は，まず栓を抜き浴槽を空にする．可能であれば浴槽から出し，床に仰向けに寝かせ救急要請(119番通報)を行う

※他者がいる状況であれば大声で助けを呼び，119番通報を依頼する(公衆浴場や温泉などではAEDをもってきてもらう)

② 呼吸を確認し，呼吸していなければ胸骨圧迫(心臓マッサージ)をはじめる

※救急隊到着までの家族などによる一次救命処置が非常に重要であるため，居住地の消防署などで開催されている応急手当講習会・救命講習を受講し，いざというときに心臓マッサージなどをすぐに行えるようにあらかじめ学習しておくとよい

2) 水を吐き，呼吸をしている場合の家族の対応

① 吐き出したものを誤嚥しないように顔を横向きにする

② 無理に動かさず受け答えができるようになるまで声掛けを行う

③ 意識状態が普段と異なる場合はかかりつけの病院もしくは救急安心センター事業(#7119)に相談する

3 浴室内で発作が起きたときの対応

① 安全な床に寝かせ，周囲にあるものを除去する(怪我の予防)

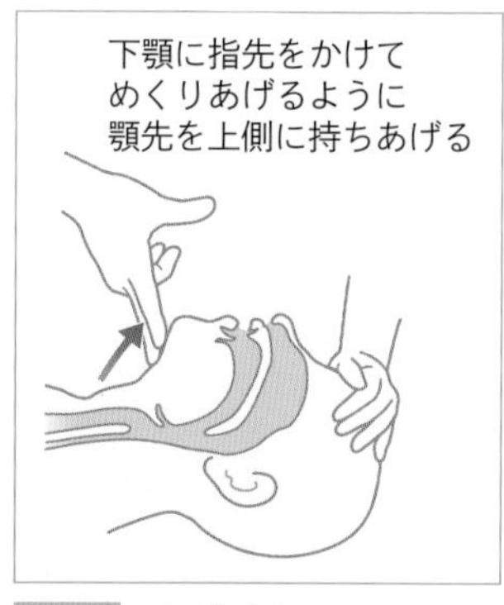

図2 気道確保

② 外傷の可能性がある場合は外傷箇所を確認し，出血している場合は，清潔な布で圧迫する．また無理に体を動かさない

③ 発作の様子，持続時間を確認，顔色不良がある場合は，背中に枕を入れて顎を上に持ち上げて気道確保(図2)を行う

④ 止血をしても出血が止まらない，怪我をした部位に強い痛みや腫れがある場合には，病院を受診する

⑤ 顔色が悪い(白色～薄灰色)または，呼吸が浅い，意識が戻らないといった症状がある場合は，早急に救急要請(119番通報)をする

▶参考文献

・ 大槻泰介：てんかんが怖くなくなる本．法研，158，2016
・ 苑田裕樹：【異変発生！ナースならできておくべきすぐ，やる技術】浴槽で溺れている．ナーシング **33**(増刊)：62-63，2013

（横溝あゆ）

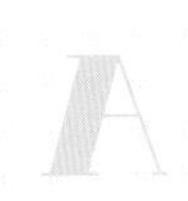

予防接種は受けさせても大丈夫でしょうか？

Keyword：予防接種

A 病状と体調が安定していれば主治医の判断ですべての予防接種を行えます．免疫系へ作用する薬剤の使用時は注意が必要です．発熱によって発作が誘発されやすい児には発熱時，発作時の対応を確認しておきます．

患者は伝染性疾患に自然罹患することで，発熱によるけいれん発作再発，重積や合併症罹患などのリスクをもつ．患者の集団生活へ支障をきたさないようてんかんを有する場合にも，適切な時期に予防接種(表 1)を行う必要がある．予防接種ガイドライン(2020 年度版)[1]では，日本小児神経学会の見解を基にてんかんをもつ小児に対する予防接種は，コントロールが良好なてんかんをもつ場合には最終発作から 2〜3 か月経過後，それ以外の場合も発作状況がよく確認され，病状と体調が安定していればすべての予防接種を行ってよいとされる．以下の場合は注意が必要である．

表 1　代表的な予防接種

	定期接種	任意接種
生ワクチン	MR（麻しん・風しん混合），麻しん，風しん，水痘，BCG	おたふくかぜ，ロタウイルスなど
不活化ワクチン	DPT，DPT-IPV，肺炎球菌，インフルエンザ菌 b 型(Hib)，日本脳炎，B 型肝炎，ポリオ，HPV	A 型肝炎，髄膜炎菌，狂犬病など

表 2　熱性けいれん診療ガイドライン 2015 におけるジアゼパム投与による予防

剤型	ジアゼパム座薬
投与目安	37.5℃以上
投与量	1 回 0.4〜0.5 mg/kg(最大 10 mg) 発熱が持続していれば 8 時間後に同量を追加
注意点	鎮静・ふらつきなどの副反応に注意 これらの既往がある場合は少量投与にするなどの配慮を行い観察する

1　発熱によって発作が誘発されやすい患者(乳児重症ミオクロニーてんかんなど)

発熱が生じた場合の発作予防策と発作時の対応を指導しておく必要がある．けいれん予防策については「熱性けいれん診療ガイドライン 2015」に準じて行う(表 2)．麻しんを含むワクチン，小児肺炎球菌ワクチンでは発熱が多いとされ，それぞれ 2 週間以内，1 週間以内に発熱することが多く，注意が必要である．(発作コントロールの状況によっては入院下での接種も考慮する．)

発熱時の解熱薬は熱性けいれん再発予防に無効であるか，解熱薬使用後の熱の再上昇による熱性けいれん再発のエビデンスもないため，熱による患者の苦痛の軽減，全身状態の改善，家族の不安を軽減するために他の発熱性疾患と同様に使用してよい．ただし，解熱薬坐薬とジアゼパム坐薬の併用は解熱薬がジアゼパムの直腸からの吸収を低下させるため，ジアゼパム坐薬挿入から 30 分以上あけて解熱薬坐薬を投与する．

2 免疫系に作用する薬を使用した（している）場合

1）ACTH 療法後

免疫抑制状態により生ワクチン接種による罹患と抗体獲得不全のリスクがあるとされる．一般的には6か月以上あけて接種を行う．（投与量，投与期間などで変更可能．）

2）その他の免疫抑制剤使用時（ステロイド，エベロリムスなど）

ワクチンウイルスの感染を増強し発症する可能性があるため生ワクチンは投与しない．ステロイドは体重10kg以上の患者に対してプレドニゾロン換算で2mg/kg/日もしくは1日総量20mg以上の投与で14日以上投与している場合には免疫抑制状態になるとされる．

3）免疫グロブリン大量療法後

ワクチンが中和されてしまい，ワクチンの効果が得られない可能性がある．

生ワクチンは総投与量が1～2g/kg以上の場合6か月以上，それ以下の量の場合には3か月以上あける必要がある．またワクチン摂取後14日以内に免疫グロブリン投与が行われた場合には投与後に再接種が望ましいとされる．ただしポリオ，BCG，DPT，インフルエンザなどのその他のワクチンは接種効果に影響はないとされる．

▶ 文献

1）予防接種ガイドライン等検討委員会：予防接種ガイドライン2020年度版．予防接種リサーチセンター，107-110，2020

（井上絢香）

　頻　度　★★　難易度　★

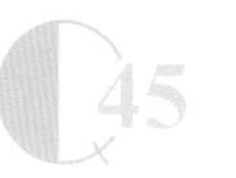

45 テレビゲームはさせないほうがよいのでしょうか？

Keyword：テレビゲーム，視覚誘発発作，光感受性

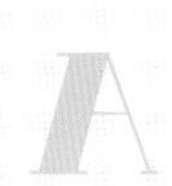

てんかんをもっているからといって生活を過度に制限することは不要です．ただし，規則正しい生活や十分な睡眠を心がけることは大切です．また，一部のてんかんでは光刺激によって発作が誘発されることもあります．

一般的に，てんかんをもっているからといってテレビゲームを禁止する必要はない．テレビゲーム中に発作を認める要因として，①注意や集中，不安や興奮などの覚醒度や精神状態が発作を誘発する場合，②疲労や睡眠不足が発作を誘発する場合，③もともとの発作が偶然テレビゲーム中に生じる場合，④光の点滅がてんかん発作を誘発する場合，があげられる[1]．

①，②については，規則正しい生活やテレビゲームの内容を加味すれば，テレビゲームを禁止する必要はない．

注意する必要があるのは，④の光や画面の点滅によって発作が誘発されるてんかんで，光感受性てんかんともよばれる．光感受性などの視覚誘発発作が起こるてんかん症候群を表 1 にあげる[1, 2]．純粋な光感受性てんかんとは異なるが，1997 年にテレビアニメ「ポケットモンスター」を視聴中に出現した 4 秒間の青／赤の 12 Hz の点滅映像によって，けいれん発作や気分不良が引き起こされた事象があった．これには光感受性てんかん患者も含まれるが，年齢，体質的に光感受性が高い児に光刺激が加わり誘発された例や強い光刺激によって不快感を生じた非てんかん性の例も含まれていた[3]．

光感受性てんかんや体質的に光感受性が高い児について，テレビ視聴時の視聴環境としては以下のものが推奨される[4]．光刺激を弱める対策としては，①テレビから 2～3 m 以上離れて視聴する，②部屋の蛍光灯などをつけて視聴する，③フレームレートの高いテレビを使用する，④テレビの明るさを落とす，⑤リラックスして視聴するなどがあげられる．また軽い発作で発見し，重症化する前に光刺激を避ける対策としては，保護者が児を膝に乗せて視聴するなどがあげられる．光感受性てんかんをもち，光刺激で発作が誘発される例では光感受性をターゲットに抗てんかん薬を調整することや，光学フィルター（市販のものでは青サングラスでの効果報告がある）を使用することも考慮される．

表 1　視覚誘発発作が起こるてんかん症候群

局在関連てんかん	後頭葉てんかん 特発性光感受性後頭葉てんかん
特発性全般てんかん	若年欠神てんかん 若年ミオクロニーてんかん 覚醒時大発作てんかん
全般てんかん（特異症候群）	良性成人型家族性ミオクロニーてんかん Dravet 症候群 進行性ミオクロニーてんかん Jeavons 症候群

〔高橋剛夫：反射てんかん．*In*. 臨床てんかん学（兼本浩祐・他 編）．医学書院，381-383，2015 より改変〕

▶ 文献

1）高橋剛夫：反射てんかん．*In*. 臨床てんかん学（兼本浩祐・他 編）．医学書院，381-383，2015
2）Torenite DK, *et al*.: Chapter 22 Epilepsy with reflex seizures. *In*. WYLLIE's treatment of epilepsy, 6th ed., Wolters Kluwer, 295-299, 2015
3）山内俊雄：反射てんかんからてんかんを考える．てんかんをめぐって **35**：38-48，2016
4）高橋幸利：光感受性てんかんの診断・治療に関するガイドライン．てんかん研究 **23**：412-416，2005

（住友典子）

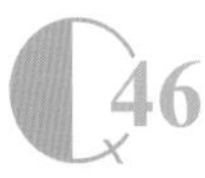

46 子どもにどのようにてんかんを伝えたらよいでしょうか？

Keyword：病名，告知，自己管理

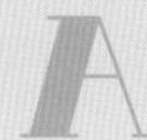

子どもの年齢や理解力に応じて説明を行うことで，疾患を理解し，治療に対して前向きに積極的に取り組めるようにします．

てんかんは，小児期に多く発症する慢性疾患である．小児期のてんかんには，自然終息性てんかんのように，小児期に年齢とともに自然軽快する場合もあるが，成人以降も治療が必要な場合も少なくない．一方，実際の診療では，説明や治療方針の決定などが，保護者と医師中心で進められ，患者本人である子どもの治療へのかかわりが不十分になってしまうこともよく経験する．子どもにてんかんを伝えることの目的は，疾患を知り，治療に対して積極的にかかわり，自己管理ができるようになることである(図1)．

患者本人に対して，てんかんについて伝える年齢は，患者の理解力や家族，医療者側の考え方などで決まるもので，個々のケースにより一定していないことが実情であろう．患児が知らなければならない情報は，てんかんの病名，症状，なぜ発作が起きるのか，なぜ薬を飲まなければならないのか，日常生活でどのようなことを注意しなければならないのか，いつまで治療を続けるのか，発作が治る見込みはどの程度なのか，など多岐にわたる．一度にすべてを話すことはむずかしく，年齢，理解度に応じて話していく内容も異なる．てんかんの診断時，治療を開始するとき，定期的な検査を行ったあと，薬剤を変更する場面などに，その都度説明を加えていくことが必要であろう．就学・進学など，患児の立場や環境が大きく変わる場面では，学校・日常生活上注意する点や，将来に対する見通しに関して話をする契機になると思われる．思春期以降の女児では，妊娠への薬剤の影響などを説明しておく必要がある．

保護者には，てんかんに関する正確な知識をもち，患児の治療を前向きにサポートしていく重要な役割がある．

てんかんは，交通事故などのニュースとともに伝えられることもありうる．小学校高学年以上の子どもでは，スマートフォンやタブレット端末，コンピューターなどでこのようなニュースを目にする機会も考えられる．そのような場合には，保護者から患児に対し，バランスの取れた説明が求められる．

（齋藤貴志）

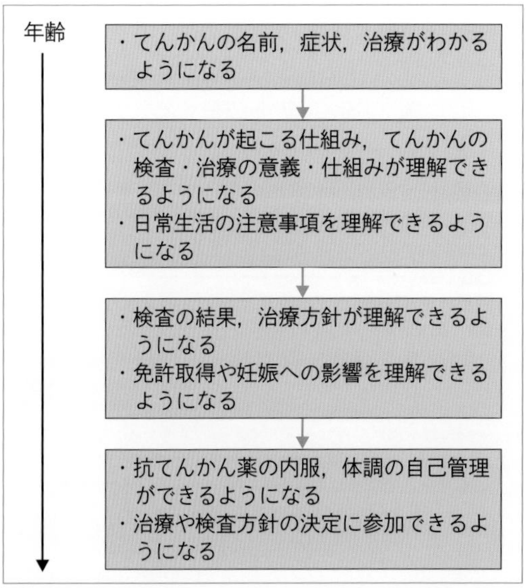

年齢 ↓

- てんかんの名前，症状，治療がわかるようになる

↓

- てんかんが起こる仕組み，てんかんの検査・治療の意義・仕組みが理解できるようになる
- 日常生活の注意事項を理解できるようになる

↓

- 検査の結果，治療方針が理解できるようになる
- 免許取得や妊娠への影響を理解できるようになる

↓

- 抗てんかん薬の内服，体調の自己管理ができるようになる
- 治療や検査方針の決定に参加できるようになる

図1　自己管理を目指したてんかんの理解の例

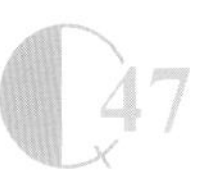

Q47 学校側と話し合っておくことはどんなことでしょうか？

Keyword：発作時の対応，安全対策

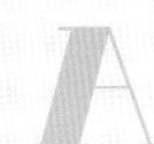

A てんかんの症状と発作時の対応，治療状況，学校活動への参加について相談をしておきます．

学校は，子どもたちが多くの時間を過ごし，学習や，社会生活を学ぶ場である．てんかんをもつ児童・生徒も，必要な対策を行ったうえで，可能な限り学校活動に参加していくことが望ましい．学校にてんかんについて説明するかどうかは決まっていないが，担任，あるいは養護教諭，特別支援コーディネーターなどの関係職員に対して，以下のような点を話し合っておくと，普段の学校生活上支援が必要な点の共有や，スムーズな発作対応が期待できる(表1)．

1 てんかんの症状

てんかん発作の症状は全般強直間代発作から，短時間の意識減損，本人しかわからない感覚症状などさまざまであり，患者の症状を詳しく説明しておく．発作が起きやすい時間帯，発作の誘発因子(たとえば光刺激，過呼吸など)があれば，伝えておく．発作が起きた場合には，どのような対応をするかもあらかじめ決めておくと，発作が起きた場合に落ち着いた対応が期待できる．合併する神経発達症や学習上の問題なども共有しておく．

表1　学校に相談しておく内容

内容	例
てんかんの症状	発作の症状，頻度，誘因，発作時の対応など
てんかんの合併症状	神経発達症，学習上の問題など
てんかんの治療	薬剤調整中かどうか，薬剤の副作用など
学校活動への参加	安全対策についてなど

2 てんかんの治療

抗てんかん薬には，眠気を催すような薬剤も多いため，患児が授業中に居眠りしてしまうような場合もある．また，薬剤によっては，多動や集中力の低下など，行動面への影響がみられる場合もある．特に，薬剤の用量や種類の変更が行われている期間には，発作以外の授業での様子を観察してもらえると,治療の参考になると思われる．

3 学校活動への参加

次に，発作の症状や頻度，年齢なども踏まえ，学校活動への参加についても話し合っておく．基本的には，安全に配慮しながら，他の児童・生徒と同様に授業，部活や宿泊を伴う学校活動に参加することが望ましい．どのような対策を行えば安全に参加できるかなど，学校と相談しておく．宿泊行事に参加する場合，発作の頻度によっては近くの病院への診療情報提供書を携行することも考えられる．

▶ 参考文献

・ てんかん for school．https://www.tenkanfs.jp

(齋藤貴志)

48　プールは控えたほうがよいのでしょうか？

Keyword：発作の危険性，安全対策

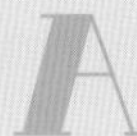

安全に参加できるような準備をしてプールに参加し，体調が悪い場合には無理をしないようにします．

プールに参加するかどうかが大きな問題となるのは，特に小学校から高校に在学中で，体育の授業の一環としてプールがある場合と思われる．学校活動には，安全への配慮を行ったうえで可能な限り参加することが原則で，プールも同様であり，実際にほとんどの場合でプールの授業を受けることは可能である．プールへの参加にあたっては，てんかん発作の危険性を評価すること，学校で可能な安全対策を検討することが必要である(表１)．

患者の発作の危険性は，発作の型，頻度，治療状況などにより異なるため，主治医ともよく相談する必要がある．たとえば，最終発作から数年以上経過している場合，発作の起きる時間帯が睡眠中のみの場合には，プール活動への参加について危険性は低いと考えられる．一方，発作頻度が高く，発作中に手足の自由がきかなくなる場合や，意識を消失する場合には，当然ながら危険性が高いと考えられる．年齢が高いほうが，症状を周りに伝え，救護を依頼することや，体調によっては休むことを申し出るなどの自己判断を行うことが期待できる．発作を誘発しやすいとされる過労，生活リズムの乱れや睡眠不足，怠薬に気をつけることなど，自己管理，家庭での管理にも気をつける．

学校側の安全管理では，てんかんの有無にかかわらず児童・生徒がプールに入っている間は，目を離さないように注意しておくことが必要である．学校でどのような安全管理が可能かは，学校の種別や授業体制などによって異なるため，十分話し合いのうえ対応を決めることが望ましい．万が一，発作が起きた場合には複数で対応できるようにし，介助方法も決めておくとよい．発作時には溺水に注意しつつ無理にプールから引き上げずに，発作が終わるまで体を支持しながら，症状が落ち着くまで待つほうがよいこともある．

学校以外のプールでも，発作が十分コントロールされていない状況では，一人で入らないなど，同様の注意が必要である．

表１　プールに安全に参加するための準備

項目	内容
発作の評価 (主治医と相談)	・発作の型(意識を失うか，手足の自由がきかなくなるか) ・発作頻度 ・発作の起きる時間帯 ・発作の誘因
自己管理	・内服管理 ・生活リズム ・体調の把握
安全体制	・学校・施設などでの安全対策

（齋藤貴志）

頻　度　★★★　　難易度　★★

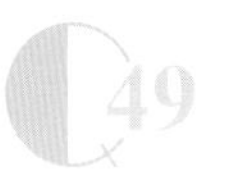

Q49 てんかんが原因で成績が下がることはありますか？

Keyword：神経発達症，学習障害，てんかん性脳症

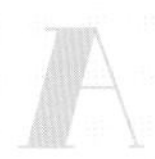

A　てんかんによって，成績が下がることがありうるが，その原因はさまざまです．

てんかんは神経細胞や神経ネットワークの機能異常により生じる疾患であり，脳のさまざまな機能に影響を与えるため，成績が下がることもありうる．原因は一つではなく，以下に示すようないくつかの原因が考えられる(表１)．

まず，てんかん発作や脳波異常など，てんかん自体が主因となって，認知機能に影響をきたし，成績の低下につながっている可能性が考えられる．てんかん発作自体では，たとえば授業中に何度も欠神発作が起きて，授業での学習が妨げられる場合などがあげられる．持続する脳波異常自体によっても認知機能が低下することがあり，学齢期に発症する疾患としては，徐波睡眠期持続性棘徐波を示すてんかん性脳症が代表的である．このような場合は，てんかんの治療をしっかり行うことが必要であろう．

表１　てんかんによる成績低下の原因

原因	具体例
てんかん発作，脳波異常	・授業中に頻回に起こる欠神発作 ・徐波睡眠期持続性棘徐波を示すてんかん性脳症
抗てんかん薬	・眠気 ・集中力の低下 ・感情の変化
てんかん以外の疾患，合併症	・神経発達症 ・てんかんの原因となる進行性の神経疾患

第二に，薬剤の影響で，成績が低下する可能性が考えられる．抗てんかん薬の内服により，眠気，集中力の低下や，感情の起伏が激しくなるなど，学習に支障が生じうる副作用がみられることがある．学習や学校生活への支障がある場合には，薬剤の変更が必要となることもある．

第三に，てんかんの原因となる疾患がある場合や，合併する神経発達症(発達障害)，学習障害などの影響が考えられる．たとえば，進行性の神経疾患では，てんかんのほかに，徐々に進行する神経症状の一つとして認知機能の低下が出現することが考えられる．神経発達症では，学習の困難が生じることや，学校生活や授業への適応がむずかしい場合もあり，成績の低下の原因になりうる．

このように，てんかんに関連した成績の低下には，複数の原因が考えられ，一人の患者のなかでも，一つに絞り込むことがむずかしいこともある．てんかん発症後に成績が低下する場合には，さまざまな可能性を考えながら対策を行うとともに，学習の支援を行っていく必要がある．

(齋藤貴志)

てんかんと診断されると，就けない職種はありますか？

Keyword：就職，資格，QOL

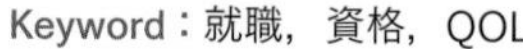

基本的には職業の制限はないが，病状・職種によっては一部資格が取れない場合があります．
発作症状と職種に応じた注意点を主治医と相談し，適切な配慮はしつつも過剰な制限はせず，患者の望む社会生活が送れるよう職場とも情報共有を行うことが望ましい．

てんかんをもつ患者のQOLは発作頻度，心理社会的機能，抑うつの有無に加え，就労が大きく影響している[1, 2]．発作を理由に就労を見送るのではなく，発作症状に応じた配慮を行いつつも患者の希望に応じた社会参加をサポートすることが望ましい．

1 てんかんと資格制限

てんかんの診断のみで就業が制限されることは基本的にはない．しかし業務に必要な資格を取得する際に制限がかかる場合がある．

てんかんと診断されるといかなる場合でも資格が取得できないものを〈絶対的欠格〉といい，てんかんという病名が法律の施行規則，施行令に記載されているのは航空法のみである．航空法における「身体検査基準」には，てんかんまたはその既往歴がないこと，意識障害もしくはけいれん発作，またはその既往歴がないことと規定されている．つまり発作がコントロールされている，もしくは幼少期にてんかんと診断されたがすでに抗てんかん薬を中止し治療終了とみなされる例でも就労はできない．

てんかんの診断があっても業務に支障が生じる場合に一部規制を加えるものを〈相対的欠格〉という．相対的欠格事項は銃砲刀剣類所持等取締法，鳥獣の保護及び管理並びに狩猟の適正化に関する法律，船舶職員及び小型船舶操縦者法，道路交通法，狩猟免許や射撃場の設置者及び管理者などの銃所持に係るものが，てんかんや意識消失発作に言及している（表 1）．またてんかんは法律上精神障害に含まれるため，「心身の障害により免許の交付，就業が制限される可能性があるもの」の記載がある資格も相対的欠格にあたる．これらには理容師・美容師免許，医師免許などの医療関係の資格や，弁護士免許や税理士免許などの資格に含まれている．相対的欠格では一律な制限ではなく個々の病状に応じて制限の範囲は異なるため，資格取得の際は必要に応じて主治医が作成した診断書を提出することになるが，道路交通法においては一部異なる．普通免許は発作が一定期間抑制されれば取得可能になった一方で，大型・中型・第二種免許は「無投薬で 5 年間発作なく経過し，今後も再発のおそれがない場合に限り」取得可能で，発作が抑制されていても内服継続

表 1　てんかんや意識消失発作が言及されている資格・法律

絶対的欠格	相対的欠格
航空法	銃砲刀剣類所持等取締法
	鳥獣の保護及び狩猟の適正化に関する法律
	船舶職員及び小型船舶操縦者法
	道路交通法
	狩猟免許
	指定射撃場の設置及び管理者
	鉄砲または刀剣類所持に係る許可

が必要な場合は適正なしと判断される．つまり業務用自動車(バス，タクシーなど)の運転業務に関しては絶対的欠格に近い条件となっている(詳細はQ53に後述)．

2 就労前・就労中に配慮すべきこと

就業には身体的・心理的ストレス負荷がかかり，就労を機に発作が再発したり頻度が増すこともまれではない．就労前から発作の特徴や誘因を見直し，希望する職業に就く際の注意点を主治医と確認したい．職業選択においても過剰な制限ではなく，発作が抑制されており，たとえばそれまでの経過で睡眠不足が発作に影響を与えないと考えられるのならば，希望に応じて夜勤を行うことも可能と考える．

就労時点で発作が抑制されていない，もしくは就職後に発作が再発した場合，必要に応じて主治医と就職先の産業医の間で情報共有を行ったり，直属の上司に発作症状と発作時対応を具体的に伝えることなどが望ましい．具体的な職種と発作症状に応じた配慮については，〈ドイツ法定労災保険インフォメーション250-001 てんかんおよび初回てんかん発作後の職業に関する評価〉に複数例あげられており，参考になる．

▶ 文献

1. Kubota H, *et al.*: Assessment of health-related quality of life and influencing factors using QOLIE-31 in Japanese patients with epilepsy. *Epilepsy Behav* **18**: 381-387, 2010
2. Azuma H, *et al.*: Effects of psychosocial functioning, depression, seizure frequency, and employment on quality of life in patients with epilepsy. *Epilepsy Behav* **41**: 18-20, 2014

▶ 参考文献

- 井上有史：てんかんと資格制限．Epilepsy **3**：103-108，2009
- 第15章　C-3 就労．*In*. 臨床てんかん学(兼本浩祐・他 編)，医学書院，614-615，2015
- 松本洋輔：第Ⅴ章　3 てんかんと職業．*In*. てんかん，早わかり！診断アルゴリズムと病態別アトラス(池田昭夫 編)，南江堂，209-212，2020

(宮川　希)

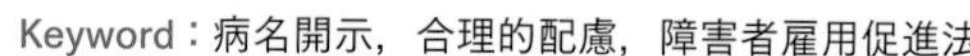

就職をするときには病名を告げたほうがよいのでしょうか？

Keyword：病名開示，合理的配慮，障害者雇用促進法

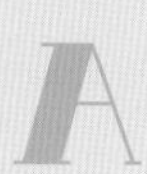

A 病名開示は義務ではありません．ただし，合理的配慮が必要ならば病名を開示する必要はあります．病名告知をすべきか否か，どのタイミングで申告するかは，てんかんのある人が選択することができます．

大型トラックの運転や飛行機の操縦といった，法律で制限されている以外の仕事において，てんかんの患者が応募や採用時，就職中に自らの病気について開示する義務はない．むしろ，面接官や上司が業務とは直接関係ないにもかかわらずてんかんであるかどうかを聞くことは障害者雇用促進法に抵触する可能性がある．万が一，そのような質問があったとしても答える必要はない．事業主はてんかんを秘匿していたことを理由に解雇することはできない．

その一方で，てんかんの患者が職場に対して合理的配慮を求める場合は，自身の病気を開示し，てんかんについての正しい知識や発作時の対応を共有することなどが必要である．

てんかんの患者への合理的配慮としては，勤務時間の調整，発作後の休息のための場所，内服をするための休憩時間，転倒時にクッションとなるゴムマットの設置などがあり，事業主は本人の意向を十分に尊重したうえで過剰な負担にならない範囲で合理的配慮の措置を講ずることが求められる．

患者の病気（障害）を開示して就労する場合と，開示しないで就労する場合のメリット・デメリットはそれぞれあり（表1），さらに業務上の必要性や相手との関係性の深さなども総合的に考慮して，てんかんの患者本人が病名開示の選択をすべきである．

病名開示するときは，患者の発作症状や服薬管理状況，発作時の対応や発作後の就労再開の目途などの情報を明示するのがよいだろう．

表1　オープン就労・クローズ就労の比較

	メリット	デメリット
オープン就労（障害を開示する）	・合理的配慮を求めることができる（業務内容，配属先など） ・心理的な安心感 ・支援機関と就職先の連携したサポート	・求人数が少ない ・職種の選択肢が減る ・簡易的な仕事が多く，物足りなさを感じることもある
クローズ就労（障害を開示しない）	・求人数が多い ・幅広い仕事に就労できる可能性がある	・合理的配慮を求めることができない ・障害が発覚するのではという不安

▶ 参考文献

・早田賢史：てんかんのある人の就労支援−現状と課題　障害を理由とした差別は禁止　合理的配慮の提供が必要．クリニックマガジン **46**（7）：13-17，2019
・西田拓司：てんかんと就労における法律．職業リハビリテーション 33：22-26，2019
・藤川真由：てんかん患者の就労支援．日本臨牀 **76**：1033-1038，2018
・日本てんかん学会法的問題検討委員会（訳）：「職場におけるてんかんと障害のあるアメリカ人法に関するQ&A」．https://square.umin.ac.jp/jes/images/jes-image/Epilepsy-jobQ&A.pdf
・国立研究開発法人日本医療研究開発機構　長寿・障害総合研究事業「てんかんの多層的多重的医療連携体制の確立に関する研究」班（編）：てんかんのある人に就労の機会を！ https://shizuokamind.hosp.go.jp/epilepsy-info/wp-content/uploads/2019/05/working.pdf

（谷口　豪）

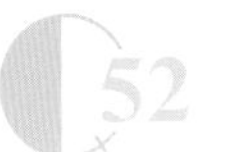

就労を支援してくれるようなサービスはありますか？

Keyword：障害者雇用，障害者雇用促進法，合理的配慮

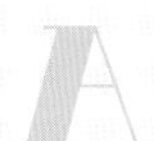

ニーズや場面によって相談場所や内容は異なるが，さまざまな相談・支援機関，制度が利用できます．

障害の有無にかかわらず，「働く」ということは収入を得ることだけでなく，やりがいや達成感を得る，社会の一員として参画する，など人それぞれに意味や意義をもっている．

国は障害者の就労を進めており，障害者の雇用を促進する目的で「障害者の雇用の促進等に関する法律(障害者雇用促進法)」が制定された．平成30年4月1日からは障害者雇用義務の対象に精神障害者が加わり，あわせて法定雇用率が民間企業では2.2%(令和3年3月1日から2.3%へ引き上げ)，国や地方公共団体などでは2.5%(令和3年3月1日から2.6%へ引き上げ)となるなど，障害のある人も働きやすい環境を整備している．

さらに平成28年4月1日より雇用分野で障害者に対する差別が禁止され，合理的配慮の提供が義務化された．これにより，募集・採用，賃金，配置，労働内容(休息・通院への配慮を含む)，昇進など雇用に関するあらゆる場面で障害者であることを理由に差別することが禁止されている．

こうした状況をもとに，公共職業安定所(ハローワーク)では，就労を希望する障害者(てんかんを含む精神障害，発達障害，知的障害，身体障害，難病など)の求人登録を行い，専門スタッフ(障害者専門支援員)や地域障害者職業センターや障害者就業・生活支援センターその他の関係機関とも連携しながら患者本人の適性や症状にあわせて職業相談，職業紹介，職場適応指導を行っている(表1)．

表1　就労に関する相談窓口

機関名称	概要
公共職業安定所(ハローワーク)	民間の職業紹介事業などでは就職へ結びつけることがむずかしい就職困難者を中心に支援する最後のセーフティネット． 相談窓口に障害者に対応する専門の相談員が配置され，相談できる体制が整えられている．令和元年現在，全国に544か所設置されている
地域障害者職業センター	障害者に対する専門的な職業リハビリテーションサービス(職業相談・職業評価，職業準備支援，ジョブコーチ支援)，事業主に対する障害者の雇用管理に関する相談・援助，地域関係機関に対する助言・援助を実施．各都道府県に1か所以上設置されている
障害者就業・生活支援センター	障害者の雇用の促進等に関する法律(障害者雇用促進法)に規定されている事業．令和元年現在，334か所のセンターが設置され，就職に関する相談だけでなく，それに伴う日常生活上の支援を関係機関と連携しながら行う ・相談窓口：各障害者就業・生活支援センター
障害者職業能力開発校	身体障害者，知的障害者，精神障害者および発達障害者に対し，訓練科目や方法を個別にサポートし，加工技術，コンピュータ技術，事務系などの職業訓練を専門のカリキュラムに沿って提供．令和2年現在全国に19か所設置されている ・相談窓口：ハローワーク

▶ 参考文献

・ 独立行政法人高齢・障害・求職者雇用支援機構ホームページ. https://www.jeed.go.jp/
・ 内閣府ホームページ. https://www.cao.go.jp/
・ 厚生労働省・都道府県労働局・ハローワーク「障害者雇用のご案内～共に働くを当たり前に～」. https://jsite.mhlw.go.jp/miyazaki-roudoukyoku/content/contents/000709727.pdf

（澤　恭弘）

　頻　度 ★★★　難易度 ★★★

てんかんと診断されると自動車の運転はできませんか？

Keyword：運転，道路交通法，公安委員会

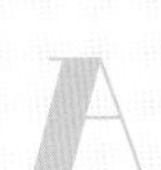

覚醒中に意識または運動が障害される発作が 2 年間なく経過している場合は運転できます.

てんかん患者の新規診断時や初診時には，道路交通法と自動車の運転により人を死傷させる行為等の処罰に関する法律(自動車運転死傷処罰法)の，てんかんに関する項目の概要について情報提供するのが望ましい[1].

① 過労，病気，薬物の影響その他の理由で正常な運転ができないおそれがある状態で運転してはいけない(道路交通法第 66 条，罰則あり)

② 公安委員会は，てんかんにかかっている者に運転免許を交付しない(道路交通法第 90 条)．ただし，運転に支障をきたす発作のおそれがなければ除外される．その必要条件は，覚醒中に意識または運動が障害される発作が 2 年間なく経過していることである(公安委員会の免許の可否等の運用基準，表 1)．

③ 運転免許の取得時または更新時には病状を正確に申告しなければならない(道路交通法

表 1　一定の病気に係る免許の可否等の運用基準：てんかん(令第 33 条の 2 の 3 第 2 項第 1 号関係)

(1) 以下のいずれかの場合には拒否等は行わない.
ア　発作が過去 5 年以内に起こったことがなく，医師が「今後，発作が起こるおそれがない」旨の診断を行った場合
イ　発作が過去 2 年以内に起こったことがなく，医師が「今後，x 年程度であれば，発作が起こるおそれがない」旨の診断を行った場合
ウ　医師が，1 年間の経過観察の後「発作が意識障害及び運動障害を伴わない単純部分発作に限られ，今後，症状の悪化のおそれがない」旨の診断を行った場合
エ　医師が，2 年間の経過観察の後「発作が睡眠中に限って起こり，今後，症状の悪化のおそれがない」旨の診断を行った場合
(2) 医師が，「6 月以内に上記 (1) に該当すると診断できることが見込まれる」旨の診断を行った場合には，6 月の保留又は停止とする.(医師の診断を踏まえて，6 月より短期間の保留・停止期間で足りると認められる場合には，当該期間を保留・停止期間として設定する.)
保留・停止期間中に適正検査の受検又は診断書の提出の命令を発出し，
① 適性検査結果又は診断結果が上記 (1) の内容である場合には拒否等は行わない.
② 「結果的にいまだ上記 (1) に該当すると診断することはできないが，それは期間中に○○といった特殊な事情があるためで，さらに 6 月以内に上記 (1) に該当すると診断できることが見込まれる」旨の内容である場合にはさらに 6 月の保留又は停止とする.(医師の診断を踏まえて，6 月より短期間の保留・停止期間で足りると認められる場合には，当該期間を保留・停止期間として設定する.)
③ その他の場合には拒否又は取消しとする.
(3) その他の場合には拒否又は取消しとする.
(4) 上記 (1) イに該当する場合については，一定期間(x 年)後に臨時適性検査を行うこととする.
(5) 日本てんかん学会は，てんかんに係る発作が，投薬なしで過去 5 年間なく，今後も再発のおそれがない場合を除き，準中型免許(準中型免許(5 t 限定)を除く.)，中型免許［中型免許(8 t 限定)を除く］，大型免許及び第二種免許の適性はないとの見解を有しているので，これに該当する者がこれら免許の申請又は更新に申請を行った場合には，上記 (2) 及び (3) の処分の対象とならない場合であっても，当該見解を説明の上，当面，免許申請・更新申請に係る再考を勧めるとともに，申請取消しの制度の活用を慫慂(しょうよう)することとする.

第89条，第101条，罰則あり）

④　病気が原因で運転免許が取り消されたが，その後に再取得できる状態になった場合には，学科試験と実技試験が免除される（道路交通法第97条の2）

⑤　意識障害または運動障害をもたらす発作が再発するおそれがあるてんかんでは，その影響により正常な運転に支障が生ずるおそれがある状態で運転し，その影響で正常な運転が困難な状態となって死傷事故を起こした場合には，業務上過失致死傷罪よりも重い罰則が適応される（自動車運転死傷処罰法第3条，同法施行令第3条）

自動車運転の可否について問われた場合，国内法規に則って指導するが，法規のない事項については医学的に妥当な指導を行う．

①　条文中の「発作のおそれがない」は，通常「発作リスクがゼロである」ではなく，「発作リスクが相応に低い」と解釈して用いられている

②　2年間無発作でも，抗てんかん薬の変更後や体調不良，睡眠不足時など医学的に発作再発のリスクが高いと判断すれば，その期間は運転しないよう指導する

③　新規にてんかんと診断したとき，一定期間発作がなかった後に再発したときなどは，運転免許を保有していても「正常な運転ができないおそれがある状態」にあたるので，2年間は運転しないよう指導する

④　てんかんと診断できない初回発作では，一定期間運転しないよう指導する（たとえば6か月）

▶ 文献

1）第18章　患者へのアドバイスと情報提供．*In.* てんかん診療ガイドライン2018（日本神経学会 監,「てんかん診療ガイドライン」作成委員会 編）．医学書院，168-171，2018

（金澤恭子）

頻　度 ★★　　難易度 ★★★

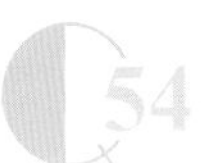

54 結婚をするときに気をつけることはありますか？

Keyword：病名開示，遺伝，催奇形性

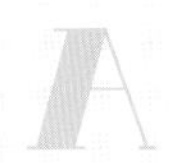

結婚するまでに相手に対して自分にてんかんがあることを開示しておくのが理想です．必要があれば，パートナーやその家族に対して主治医が説明を行い正確な知識を与えます．

結婚に関する考えは時代や文化や本人の価値観などにより大きく異なるが，パートナーの協力を得て豊かな結婚生活を送るためには，結婚前にはてんかんがあることを開示するのが理想である．その際には患者本人の発作症状や発作時の対応について，具体的に説明できるとよい（表１）．てんかんという病名を開示するのが心理的に困難な場合には，少なくとも長期的な抗てんかん薬の継続や定期的な通院が必要であることは伝えておきたい．患者が適切な説明を行うには，患者本人に患者のてんかんについての知識や理解があることが前提であるのはいうまでもない．

表１　てんかん患者およびパートナーへの説明

- ●発作症状および発作時の対応
- ●日常生活の注意点
- ●遺伝に関する説明
  多くのてんかんは遺伝しない
- ●抗てんかん薬の妊娠・出産への影響
  経口避妊薬と抗てんかん薬の併用の影響について
  抗てんかん薬中止した場合の不利益について
  抗てんかん薬の催奇形性について
  葉酸摂取の推奨
  分娩・出産後の生活について

患者がパートナーに対して説明するのに困難を感じた場合や不安や心配がある場合には，主治医がパートナーやその家族に対して説明を行い正確な知識を与えるのも大事である．

患者やパートナーが結婚するにあたっては，①遺伝の問題，②抗てんかん薬が妊娠・育児に与える影響，に関する疑問や不安が大きい．そのため，主治医は特にこれらの問題に関して患者の症候群分類や内服中の抗てんかん薬に基づいて正しい情報を与えるとともに今後の治療の見通しなどについても説明を行い，患者やパートナーの不安を払拭するのが望まれる．

患者や主治医からの適切な説明によって，多くのパートナーは治療や妊娠時・出産後の生活に協力してくれることが期待できる．

▶参考文献

・久保田英幹：結婚．*In.* 臨床てんかん学（兼本浩祐・他 編）．医学書院，616-617，2015
・久郷敏明：てんかん患者の結婚と妊娠．*In.* てんかん学の臨床（久郷敏明）．星和書店，570-594，1996
・清野昌一・他：てんかんをもつ人が結婚するときに，注意すべきことは何ですか？ *In.* てんかんテキスト－理解と対処のための100問100答，改定第２版（清野昌一・他）．南江堂，103-104，1999

（谷口　豪）

妊娠する前に気をつけることはありますか？

Keyword：妊娠，催奇形性，認知機能障害

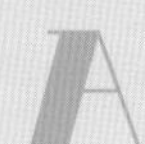

発作抑制効果のみでなく，催奇形性や認知機能障害発現のリスクなどにも留意し薬剤を選択します．

女性の患者には，思春期を目処に妊娠・出産についての基礎知識，てんかんの病態や治療の重要性，生活面などについて理解を促す（表1）[1]．また，リスクの低減のため計画的な妊娠・出産を勧める．抗てんかん薬の中止がむずかしい場合，妊娠前から催奇形性の少ない薬剤を選択し，用量を調整し発作を抑制しておく．

① 原則として単剤投与
② 必要最低限の投与量
③ 催奇形性や認知機能障害の少ない抗てんかん薬（antiepileptic drugs：AED）を選択
④ 妊娠期間中のAEDの血中濃度の変動に注意

抗てんかん薬服用による出生児の奇形発現のリスクは単剤より多剤併用で高くなる．バルプロ酸を妊娠中に服用すると出生児のIQ（intelligence quotient，全般性IQ，特に言語性IQ）の低下が用量依存性にみられ，自閉症スペクトラムの発症リスクが高い．

葉酸投与は神経管閉鎖障害の予防などのため有用である．

妊娠中は抗てんかん薬の血中濃度が変化することがあり，必要に応じ血中濃度モニタリングを行う．フェニトイン，バルプロ酸などは蛋白結合型であり，血中濃度の解釈に注意が必要である．

表1　妊娠前，妊娠中の対応のポイント

妊娠前
- ① カウンセリング
  - ・てんかん患者の出産と妊娠の基礎知識
  - ・生活，服薬指導
  - ・計画的な妊娠・出産
  - ・家族の協力の重要性
  - ・必要に応じ心理面での専門的サポート
- ② AED
  - ・整理，減量，中止の検討
  - ・避けるべき組み合わせ：CBZ＋VPA，PB＋PHT＋PRM
  - ・VPAの投与は避ける（投与が必要な場合は徐放剤を使用，600 mg/日以下を目指す）
- ③ 検査
  - ・AFP測定
  - ・葉酸測定
- ④ その他
  - ・葉酸の補充（0.4 mg/日程度）
  - ・産婦人科，小児科との連携

妊娠中
- ① AED
  - ・服薬が規則的にもかかわらず発作が悪化したときにのみ増量を検討
- ② 検査
  - ・妊娠16週：AFP測定
  - ・妊娠18週：超音波検査による胎児モニタリング
  - ・葉酸測定

（AED：抗てんかん薬，AFP：αフェトプロテイン，CBZ：カルバマゼピン，PB：フェノバルビタール，PHT：フェニトイン，PRM：プリミドン，VPA：バルプロ酸）

〔第13章　てんかんと女性．*In*. てんかん診療ガイドライン2018（日本神経学会 監，「てんかん診療ガイドライン」作成委員会 編）．医学書院，133-143，2018〕

▶ 文献

1）第13章　てんかんと女性．*In*. てんかん診療ガイドライン2018（日本神経学会 監，「てんかん診療ガイドライン」作成委員会 編）．医学書院，133-143，2018

（金澤恭子）

　頻度 ★　難易度 ★★★

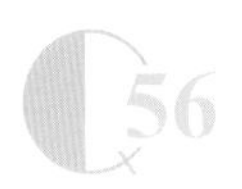

Q56 出産後に気をつけることはありますか？

Keyword：分娩，出産後，授乳

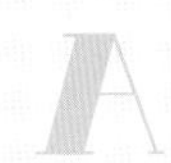

A 抗てんかん薬服用中も授乳は可能です．

分娩方法は産科的な適応により選択される．ほとんどの患者は正常経腟分娩となる．併存症状によっては必要に応じ帝王切開もありうる[1]．出産時まで規則的な服薬を続けるよう指導する．周産期は発作頻度が増加するリスクがある．分娩中は抗てんかん薬を規則的に内服させる．吸引分娩は避ける．分娩中にけいれん発作が起きた場合，一般的な発作への治療法で対応可能であり，必要なら速やかにベンゾジアゼピン系薬剤を経静脈投与する．新生児に離脱発作が生じることがあるので注意する．

産後6週間程度の期間を目途に，以下のような一般的な原則に従い診療を行う[2～4]．授乳は抗てんかん薬服用時でも原則的に可能である．母乳による授乳については，児の心身の発達や母親の希望を鑑み，総合的に判断する．抗てんかん薬の母乳内移行率（表1）[1]や，児の抗てんかん薬の半減期などに留意する．新生児の離脱発作，傾眠，低緊張，哺乳力低下などの症状がみられた場合は母乳を控え，児の血中濃度測定などの対応をする．また，母親の睡眠不足や育児疲労などにより発作頻度が増加しないよう，十分な生活指導などを行う．

表1　AEDの母乳移行率

LEV	1.0～3.09
CZP	1.0～3.0
ESM	0.86～1.36
GBP	0.7～1.3
TPM	0.67～1.1
ZNS	0.41～0.93
LTG	0.61 (0.5～0.77)
PRM	0.72
OXC	0.5～0.65
DZP	0.5
PB	0.36～0.46
CBZ	0.36～0.41
CLB	0.13～0.36
PHT	0.06～0.19
VPA	0.01～0.1

（母乳移行率＝母乳中のAED濃度／母体血中AED濃度，AED：抗てんかん薬，CBZ：カルバマゼピン，CLB：クロバザム，CZP：クロナゼパム，DZP：ジアゼパム，ESM：エトスクシミド，GBP：ガバペンチン，LEV：レベチラセタム，LTG：ラモトリギン，OXC：オクスカルバマゼピン，PB：フェノバルビタール，PHT：フェニトイン，PRM：プリミドン，TPM：トピラマート，VPA：バルプロ酸，ZNS：ゾニサミド）

［第13章　てんかんと女性．*In.* てんかん診療ガイドライン2018（日本神経学会 監，「てんかん診療ガイドライン」作成委員会 編）．医学書院，133-143，2018］

文献

1) 第13章　てんかんと女性．*In.* てんかん診療ガイドライン2018（日本神経学会 監，「てんかん診療ガイドライン」作成委員会 編）．医学書院，133-143，2018
2) Voinescu PE, *et al.*: Delivery of a Personalized Treatment Approach to Women with Epilepsy. *Semin Neurol* **37**: 611-623, 2017
3) Walker SP, *et al.*: The management of epilepsy in pregnancy. *BJOG* **116**: 758-767, 2009
4) Tomson T, *et al.*: Management of epilepsy in pregnancy: a report from the International League Against Epilepsy Task Force on Women and Pregnancy. *Epileptic Disord* **21**: 497-517, 2019

（金澤恭子）

てんかんがあっても保険に入れますか？

Keyword：生活保障

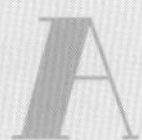

加入できるが，加入条件や保険料，保障の範囲は保険ごとに異なるため確認が必要です．

生命保険とは病気，事故，災害などで死亡や高度障害状態におちいった際，契約者が指定した受取人に対して保険金が支払われる保険であり，貯蓄だけではカバーしきれないさまざまな経済的リスクに対する保障の一部となる．

てんかんに限らず，癌・糖尿病・心疾患・脳血管疾患などの持病がある場合，通常の生命保険加入の際に制限を受けることが多い．しかし，てんかんや持病があることを申告せずに加入した場合，申告義務違反として保険会社から保険金の支払いを受けられないばかりか，契約が解除されることがある．

このような場合，まずは一般の生命保険に加入が可能かを検討し，続いて告知項目が少なく加入しやすい「引受基準緩和型保険(限定告知型保険)」，無審査・無告知で加入できる「無選択型保険」による医療保険への加入を検討したい(表１)．最近ではこうした保険を取り扱う会社が増えており，加入できる選択肢が増えている．

これらの保険は加入しやすい反面，通常の保険よりも保険料が割増しされていることから高額になることが多く，支払金額が少ない，特約の種類が少ないなど保障内容が薄い場合が多いことを理解する必要がある．

なお，生命保険に加入後，てんかんの診断を受けた場合は加入時に申告漏れなどがなければ加入を継続することはできるが，他の生命保険の新規加入や加入プランの変更は健康状態によってはできない場合があるため，加入中の保険会社に確認することが望ましい．

▶ 参考文献

・ 竹下さくら：てんかんがあっても入れる保険①　医療保険編．なみ **36**：314-315

（澤　恭弘）

表１　加入しやすい医療保険一覧

保険名称	概要
引受基準緩和型保険	加入時の条件を通常の保険よりも緩和した保険で，持病や入院の経験がある人など，通常の保険では加入がむずかしい場合も加入しやすい． 代表的な告知項目は以下の３つ(参考：国民生活センター「引受基準緩和型の医療保険」 http://www.kokusen.go.jp/wko/pdf/wko-201903_09.pdf)． ※１　最近３か月以内に医師から入院・手術・検査・先進医療を勧められたか ※２　過去２年以内に入院をしたことがあるか ※３　過去５年以内にがん・肝硬変・慢性肝炎で医師の診察・検査・治療・投薬を受けたことがあるか
無選択型保険	被保険者の健康状態を問わない保険．健康状態の告知や医師の診察がいらないため，引受基準緩和型保険よりもさらに加入しやすい． ただし，保険料が高く設定されていたり，給付金額が低めに設定されていることを理解して加入することが必要．

就労したい人が利用できる制度はありますか？

Keyword：障害者総合支援法，就労移行支援，就労継続支援

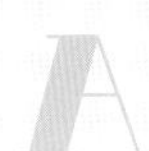

障害者総合支援法に基づく「就労移行支援」，「就労継続支援」，「就労定着支援」などがあげられます．

国は障害者の就労・雇用対策を進めており，平成30年4月からは障害者雇用促進法による法定雇用率に精神障害者（てんかんを含む）も対象となった．患者本人の障害を開示（オープン），あるいは非開示（クローズ）で就労するかは患者本人の希望や目指す職業，病状によってさまざまである．一方で過去に一般就労の経験がない，経験したことがあっても相当期間，

表1　就労に関するサービス

サービス名称	概要
就労移行支援	・対象：一般就労を目指した就労支援サービス（就労移行支援事業所での作業や企業での実習，適正にあった職場探し，就労後の定着支援）を提供 ・利用期間：2年以内（必要性が認められれば最大1年間の更新が可能） ※障害者総合支援法によるサービス
就労継続支援A型（雇用型）	・雇用契約を結んで就労することが可能と考えられる障害者（特別支援学校卒業生や過去に一般就労を経験した人など）．通常の企業，事業所で雇用されることはむずかしいが，雇用契約に基づいて就労することが可能な障害者 ・施設と雇用契約を結び，給料を得るため，収入が安定しているほか，各種保険の適用を受けることができる ・利用期間：制限はない ※障害者総合支援法によるサービス
就労継続支援B型（非雇用型）	・通常の企業，事業所で雇用されることや，雇用契約に基づいて就労することがむずかしい障害者（過去に一般企業に就職していたが年齢や体力面の問題で雇用されることが困難になった人たちも対象） ・施設と雇用契約を結ばないため，短時間労働が多い．短い時間から働くことができるが，収入は少ない ・利用期間：制限はない ※障害者総合支援法によるサービス
就労定着支援	・就労移行支援，就労継続支援などの利用をへて通常の事業所に雇用され，6か月を経過した障害者に対し，就労に伴う生活面の課題に対応できるように，事業所や家族との連絡調整等の支援を行う ・利用期間：最大3年 ※障害者総合支援法によるサービス
障害者トライアル雇用	65歳未満で一般企業への就労を目指す障害のある人を対象に，就職に必要な知識やスキルの向上や3〜12か月程度の試行雇用を行うことで，就職に対する不安を軽減し，その後の雇用を目指す 相談窓口：ハローワーク
障害者職場適応訓練	職場や作業への適応を促進するため，事業所で実際の業務を行い，その作業環境に適応するための訓練．訓練期間は6か月以内（中小企業および重度障害者は1年以内） 相談窓口：ハローワーク

仕事から離れているなど，必ずしもすぐには就労に結びつかない場合もある．

こうした場合には障害者の日常生活および社会生活を総合的に支援するための法律(以下，障害者総合支援法)による就労支援サービスの利用も可能である．一方で患者本人にどのサービスが向いているのかわからない，など悩むことも多い．病状や体調，将来の目標などを踏まえながら，主治医やソーシャルワーカー，サービス調整を行っている計画相談事業所などに相談しながら進めていくとよい(表1)．

障害者総合支援法によるサービスを利用するためには市区町村で福祉サービス利用に必要な受給者証の発行が必要となり，収入に応じた利用者負担(月額の利用料)が発生する．すぐに利用できるサービスではないため，早めに利用申請を行い，受給者証の発行を受けておくことを勧めたい．なお，精神障害者については，精神障害者保健福祉手帳の取得が必須ではない．

▶参考文献

・ 独立行政法人高齢・障害・求職者雇用支援機構ホームページ．https://www.jeed.go.jp/
・ 厚生労働省：障害者総合支援法における就労系障害福祉サービス．https://www.mhlw.go.jp/content/12200000/000571840.pdf

(澤　恭弘)

収入をサポートしてくれる制度はありますか？

Keyword：障害年金，生活保護

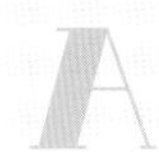

障害年金や各種手当，生活保護制度など，さまざまな社会保障・福祉制度の利用が可能です．

障害があるために就労ができず，収入がない，あるいは就労などの収入だけで生活を送ることがむずかしい場合，生活を維持していくうえで不可欠な制度が整備されている．また，長期間通院が必要なことが多く，医療費の負担を軽減することのできる自立支援医療制度や生活の支えとなる障害年金などの申請を検討したい．

表１は一般的に利用可能な制度をまとめたものとなる．そのなかで最後のセーフティネットとして生活保護制度の利用がある．

制度を利用することは安心感を得るだけでなく，生活を安定させたうえで，患者本人にとって有意義な生活を送るなど社会参加や自立に向けた一歩となる．

制度によっては所得の制限が設けられていることもあるため，利用予定の窓口でよく説明を受けることが大切である．また，これらの制度を理解・把握しているかかりつけ医療機関のソーシャルワーカーなど，サポートしてくれる支援者と相談しながら利用することを勧めたい．

参考文献

- みんなのメンタルヘルス総合サイト．http://www.mhlw.go.jp/kokoro/
- こころの耳．http://kokoro.mhlw.go.jp/
- こころもメンテしよう～若者を支えるメンタルヘルスサイト．http://www.mhlw.go.jp/kokoro/youth/

（澤　恭弘）

表1　利用可能な制度一覧

制度	対象	内容
障害年金	公的年金に加入している20歳以上65歳未満の人(申立時)，または20歳未満で年金に加入していない期間に初診日がある人	障害基礎年金，障害厚生年金，障害共済年金の3種類がある。一定期間保険料を納付している人が初診日より1年6か月を経過し，一定程度以上の障害がある場合，申請により支給される 参考；障害基礎年金の年額(令和2年度) 1級　977,125円，2級　781,700円 ・申請窓口：住所地の市区町村国民年金課や年金事務所，街角の年金相談センター
傷病手当金	公的医療保険の被保険者	業務外の病気やケガを理由に3日以上就労できず，給与の支払いを受けられない場合，1日につき標準報酬月額の3分の2を支給(4日目から最長1年6か月) ・申請窓口：雇用先の担当窓口
特別障害給付金制度	一定の要件に該当する，障害基礎年金などを受給していない障害者	支給額(令和2年度) 障害基礎年金1級相当　月額52,450円 障害基礎年金2級相当　月額41,960円 ・申請窓口：住所地の市区町村国民年金課など
労働者災害補償保険(労災保険)	雇用形態にかかわらず，使用されて賃金を支払われるすべての人	業務上の災害，または通勤中の災害によって負傷したり病気になったり，障害が残ったり，あるいは死亡した場合に，労働者やその遺族に支給される ・申請窓口：雇用先の担当窓口，労働基準監督署
特別児童扶養手当	精神または身体に一定程度の障害があり，在宅で生活する児童を養育する人	支給額(令和2年度) 1級(重度障害児)　月額52,500円 2級(中度障害児)　月額34,970円 前年度に一定程度の所得がある場合や施設に入所中の場合などは支給されない ・申請窓口：住所地の市区町村福祉課など
障害児福祉手当	日常生活において常時介護が必要なため，負担を軽減するため，精神または身体に重度の障害がある児童(20歳未満)本人	支給額(令和2年度)　月額14,880円 前年度に一定程度の所得がある場合や施設に入所中の場合などは支給されない ・申請窓口：住所地の市区町村福祉課など
特別障害者手当	精神または身体に著しい重度の障害をもち，日常生活において常に特別な介護を必要とする20歳以上の人	支給額(令和2年度)　月額27,350円 前年度に一定程度の所得がある場合や施設に入所中の場合などは支給されない ・申請窓口：住所地の市区町村福祉課など
生活保護	病気やケガなどで働けなくなったり，高齢や障害などで家族全員の所得や資産が国の定める生活保護基準を下回っている人	支給額は居住地や家族構成，所得の状況により異なる ・申請窓口：居住地の福祉事務所など
障害者扶養共済制度(しょうがい共済)	障害のある人を扶養している65歳未満の保護者	毎月掛け金を納めることで，保護者が亡くなったときなどに，障害者に対して一定額の年金が支給される任意加入の制度 ・申請窓口：住所地の福祉事務所や市区町村役場の福祉課など
生活福祉資金貸付制度	所得の少ない人や高齢者・障害者	生活を経済的に支え，福祉や社会参加を応援するための貸付制度．低金利での融資となるため，返済が必要 ・申請窓口：住所地の社会福祉協議会
自立支援医療(精神通院医療)	てんかんを含む精神疾患のための通院による継続的な治療を必要とする人	窓口自己負担額を原則1割に軽減し，負担上限月額が設定されている 精神科以外での精神疾患の通院診療も対象となる ・申請窓口：居住地の市区町村障害福祉担当課など

　頻　度 ★★　難易度 ★★★

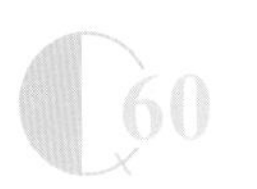

60 てんかんを発症すると「物忘れ」がひどくなりますか？

Keyword：認知機能障害，リハビリテーション

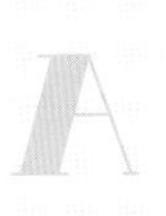

「物忘れ」を自覚するてんかんの患者は確かに多いが，「物忘れ」が示す障害やその程度，原因もさまざまです．進行性の「物忘れ」を生じうるてんかんもあるが，てんかん発作の治療やリハビリによって回復する「物忘れ」もあります．

てんかんの患者や家族が「物忘れ」を訴えることがあるが，「物忘れ」が示す障害が，ある場合には記憶障害であったり，またある場合には言語障害であったり，さらには注意障害だったりと，「物忘れ」の実態（背景）はさまざまである．本項では，以降は「物忘れ」は認知機能障害として述べる．

てんかんの患者にみられる認知機能障害の成因は多様であり，①てんかんの病因（脳気質疾患，脳損傷の有無），②てんかん関連要因（てんかん症候群，発症年齢，罹病機関，焦点部位），③発作関連要因（発作型，発作頻度，重積の有無），④治療関連要因（抗てんかん薬の種類，用量，相互作用），⑤心理社会的要因がその成因である[1]．

1 てんかん・発作関連要因

進行性に認知機能障害が生じる可能性のあるてんかんの代表例を表1に示す．

大田原症候群，West症候群，Lennox-Gastaut症候群などの年齢依存性てんかん性脳症は，頻回で難治な発作と激烈な脳波異常を特徴とし，進行性に認知機能障害が生じる．

発熱に関連してしばしば重積状態となるDravet症候群も，発作は難治であり認知機能障害が起こる．Landau-Kleffener症候群は，3～8歳に発症し，てんかん発作の頻度は少ないが重篤な失語（側頭葉Heschel回を責任病巣とする聴覚性失認）が進行性に出現する．

多くの症候性局在関連てんかんでは，進行性の記憶障害が生じることはないが，海馬硬化症を伴う内側側頭葉てんかんの場合は，①記憶障害発作そのものである一過性てんかん性健忘，②発作反復による記憶固定の障害である健忘（accelerated long-tern forgetting），③時に長期に及ぶ逆行性健忘，などが起こり，記憶障害がしだいに増悪することがある．さらに側頭葉てんかんで発作の焦点が言語優位半球である場合には言語性記憶が低下，非優位半球である場合には非言語性記憶や表情認知機能の低下が起こることが知られている．

表1　進行性の認知機能障害を生じうるてんかん

全般てんかん	部分てんかん
・大田原症候群	・片側けいれん・片麻痺・てんかん症候群
・West症候群	・Landau-Kleffner症候群
・Dravet症候群	・Rasmussen脳炎
・Lennox-Gastatut症候群	・海馬硬化症を伴う内側側頭葉てんかん
・ミオクロニー欠神てんかん	
・進行性ミオクローヌスてんかん	

2 治療関連要因

てんかん発作の頻度と認知機能の程度は必ずしも平行して推移するわけではないが，抗てんかん薬により発作が抑制されれば認知機能も回復しうる．その一方で，抗てんかん薬が認知機能に影響を与えることもある．

フェノバルビタールやトピラマートは換語困難などの言語機能障害を生じうる．ゾニサミドやトピラマートは常用量で認知機能障害が生じ，フェノバルビタールやベンゾジアゼピン系薬といった鎮静作用のある抗てんかん薬は用量依存的に認知機能障害を起こしうる．

その他の抗てんかん薬でも，大量になったり多剤になることで認知機能が生じることは知っておく必要がある．

このような薬剤関連性の認知機能障害は通常，一過性・可逆性の障害であるが，その障害が長期にわたって持続すると非可逆性となることもあるので注意が必要である．

3 心理社会的要因

社会的孤立か，抑うつなどの精神症状は認知機能障害を修飾しうる．また逆に認知機能障害がこれらに影響を与えていることもある．

したがって，「物忘れ」を患者や家族が訴えるときにはこれらの因子についても検討するのがよい．

4 認知機能障害に対するリハビリテーション

最近，てんかんの患者の認知機能障害に対して作業療法によるリハビリテーションが有効であったとの報告[2]や，言語聴覚士によるリハビリテーションで，言語機能が回復した症例[3]があり，今後の知見が増えることが期待される．

▶ 文献

1） 松浦雅人：てんかんと認知機能障害．臨床精神医学 **42**：1535-1541，2013
2） 鈴木健之・他：てんかん患者の認知機能障害に対するリハビリテーションの有用性．てんかん研究 **34**：23-30，2016
3） 廣實真弓，他：内的動機づけと誤りなし学習を用いた拡散的思考リハビリテーションが有効だった言語障害のある側頭葉てんかんの一例．てんかん研究 **38**：147-154，2020

▶ 参考文献

・ 兼本浩祐：てんかん発作時・発作後の高次脳機能障害（言語・記憶障害を中心に）はどのようなものがありますか？ *In.* てんかん支援Q&A（谷口　豪・他 編著）．医歯薬出版，84-86，2018
・ Aldenkamp AP：抗てんかん薬と認知機能障害．*In.* 臨床てんかんnext step（Timble MR・他 編，吉野相英 監訳）．新興医学出版社，163-174，2013

（谷口　豪）

頻 度 ★★　難易度 ★★

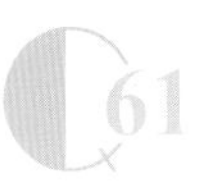

61 てんかん患者は発達障害が多いのですか？

Keyword：自閉スペクトラム症(ASD)，注意欠如多動症(ADHD)，限局性学習症(SLD)

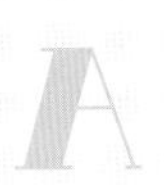

発達障害は，先天的要因によって乳児期から幼児期にかけてその特性が現れはじめる脳機能発達の偏りです．小児のてんかんでは，発達障害や睡眠障害の併存が高い割合で認められます．発達特性を理解した対応が重要です．

小児のてんかんでは，発達障害の併存率が非てんかん群よりも高く，てんかん児の20％で自閉スペクトラム症(ASD)，30％で注意欠如多動症(ADHD)の併存が報告されている．そのうち2/3がてんかん発症後に新たに発達障害と診断されている．また抑うつや不安，強迫性障害，気分障害などの精神障害の合併も若年発症であるほど高いと報告されている．特に，前頭葉てんかんと側頭葉てんかんでは，発達や情緒に関連する部位を巻き込むため認知機能異常や行動異常が高頻度で認められている．

1 発達障害

発達障害は，さまざまな先天的要因によって乳児期から幼児期にかけてその特性が現れ始める脳機能発達の遅れや偏りである．発達障害の分類の変遷は，ICD-10とDSM-Ⅳで自閉性障害(自閉症)やAsperger症候群を含む広汎性発達障害(PDD)が継承され，脳の機能発達の障害と位置づけられた．2013年のDSM-5で，障害間の連続性の概念や併存の可能性が加味され，PDDは自閉スペクトラム症(ASD)と用語変更され，注意欠如多動症(ADHD)や特異的発達障害としての限局性学習症(SLD)とともに神経発達障害の下位分類となった．発達障害の有病率はASDが1％，ADHDは2～3％前後でSLDは2～3％である．発達障害の有病率はASDが1％，ADHDは2～3％前後でSLDは2～3％である．男女比は2～3：1で，男性に多く発達の異常に気づかれるのは乳幼児期である．これらの症状は，しばしば併存して認められることがある(図1)[1～4]．

2 てんかんと発達障害

一般にてんかん罹患率は0.8～1.0％であり，てんかんの発症年齢は乳児期から高齢者までの全年齢に及ぶが，全てんかんの約2/3は小児期に発症する．小児では一時的な発作消失が得られる確率が成人よりも高く，発作の一時的な寛解が認められるが再発が多く思春期などで経過が変動しやすい．一時的な発作消失が得られてもてんかんが治癒したわけではない．てんかん患者の70～80％は1～2剤の抗てんかん薬によって数年以内に発作が消失するが，20～30％の患者では適切な薬物治療にもかかわらず発作が抑制されずに難治性てんかんと診断されている．国際抗てんかん連盟(ILAE)は2010年に，単剤あるいは併用治療を問わずに2種類の忍容性のある抗てんかん薬を適切に選択し，十分な用量と期間で治療を試みたにもかかわらず，発作消失を維持できないてんかんを，薬剤抵抗性てんかん・難治性てんかんと定義した．一方で，てんかんと診断された小児の患者のなかで，迷走神経反射や心原性失神を繰り返す例や，心因性非てんかん発作をてんかん発作として治療が行われる例は少なくない．ILAEの

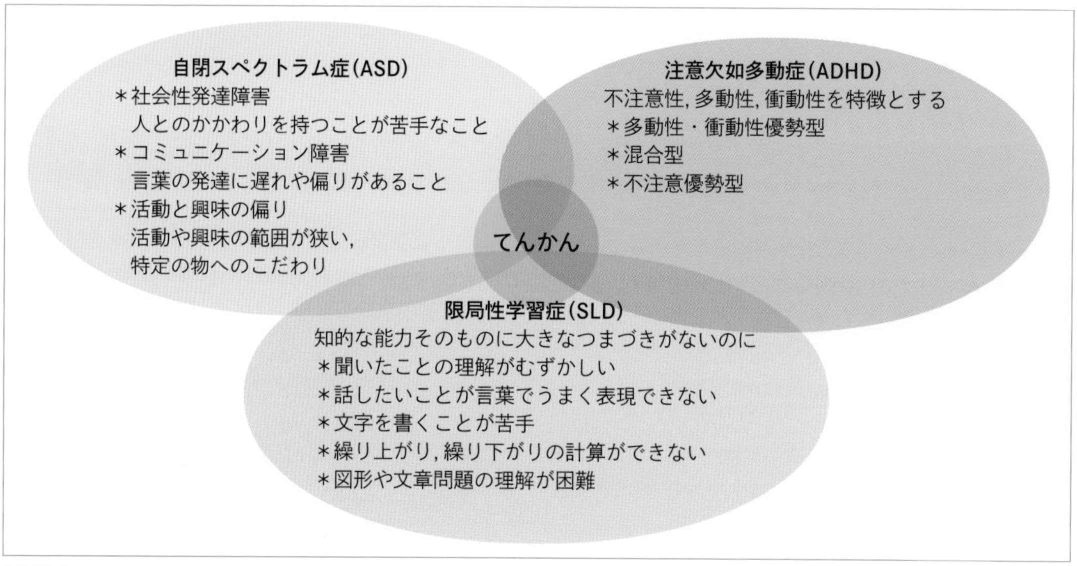

自閉スペクトラム症(ASD)
＊社会性発達障害
人とのかかわりを持つことが苦手なこと
＊コミュニケーション障害
言葉の発達に遅れや偏りがあること
＊活動と興味の偏り
活動や興味の範囲が狭い,
特定の物へのこだわり

注意欠如多動症(ADHD)
不注意性, 多動性, 衝動性を特徴とする
＊多動性・衝動性優勢型
＊混合型
＊不注意優勢型

てんかん

限局性学習症(SLD)
知的な能力そのものに大きなつまづきがないのに
＊聞いたことの理解がむずかしい
＊話したいことが言葉でうまく表現できない
＊文字を書くことが苦手
＊繰り上がり, 繰り下がりの計算ができない
＊図形や文章問題の理解が困難

図 1　発達障害とてんかんの併存

〔中川栄二：てんかんと発達障害. Epilepsy **14**：87-92, 2020／中川栄二：バルプロ酸. 診断と治療の ABC **130**(別冊)：72-73, 2018／中川栄二：てんかんと神経発達症の併存例には適切な診断に基づく包括的治療が必要. Progress in Medicine **38**：1118-1119, 2018／中川栄二：発達障害とてんかん. 認知神経科学 **18**：9-14, 2016〕

2017 年てんかん分類・発作型分類では，てんかんに併存する発達障害や精神症状を含めて包括的に診断，治療を行うことを提言している．小児期に発症するてんかんは多彩であり，その臨床像や予後はそれぞれ一様ではない．予後の極めてよいものから難治が予測されるものさまざまである．

発達障害ではてんかんの併存率が高く，ASD では 5～38％にてんかんが併存するが，知的障害を伴う場合は，知的障害がない例の約 3 倍にてんかんの併存が報告されている．ASD でのてんかん発作の発症時期は，1～5 歳の幼児期と 11～18 歳の思春期に二峰性に認められるのが特徴である．全般発作や焦点(部分)発作のあらゆるタイプのてんかん発作を認めるが意識減損焦点運動発作(複雑部分発作)の頻度がやや高くみられる．

ADHD では実行機能や報酬系に関する前頭葉領域の機能不全が病態の一つとして考えられている．ADHD では 12～17％にてんかんの併存が報告されている．てんかんの小児では，ASD，ADHD，SLD の発達障害の併存率が非てんかん群よりも高く，てんかん児の 20％で ASD, 30％で ADHD の併存が報告されている．

てんかんに発達障害が併存したり，発達障害にてんかんが併存したりする場合は，それぞれの抗てんかん薬の特性や相互作用を考慮した薬物治療を行う必要がある．また，医療機関と家庭と教育現場の連携のもと，成長発達に応じた日常生活，集団生活上の相談，家族(保護者)，本人への心理的支援が重要である．

3　発達障害と睡眠障害

発達障害は定型発達と比べて睡眠障害の合併が多く，定型発達の睡眠障害は 26～32％と報告されているが，ASD では 53～78％，ADHD では 25～50％に睡眠障害を併存するという報告がある．小児では，入眠潜時の延長，睡眠時間の減少，中途覚醒，早期覚醒といった不眠がみられ，睡眠時間が短く睡眠障害があると常同行動，不安，注意力低下，攻撃性が増強することがある．睡眠障害を適切に診断し，介入すれ

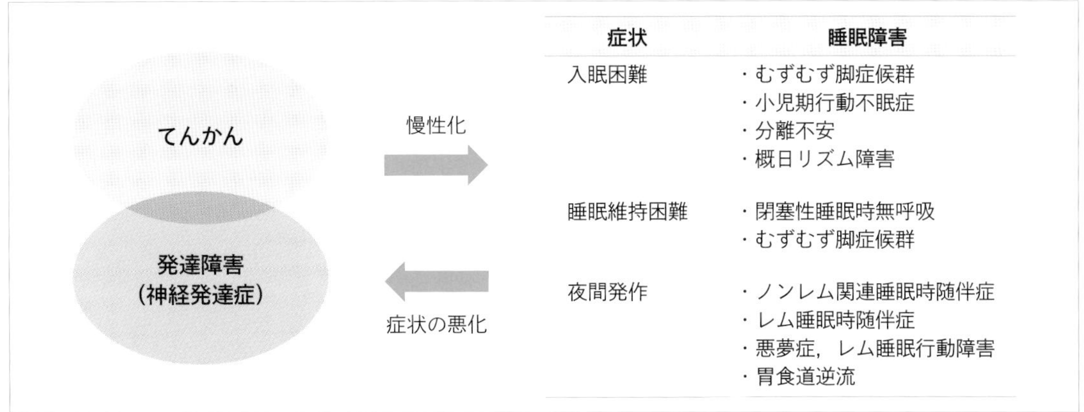

症状	睡眠障害
入眠困難	・むずむず脚症候群 ・小児期行動不眠症 ・分離不安 ・概日リズム障害
睡眠維持困難	・閉塞性睡眠時無呼吸 ・むずむず脚症候群
夜間発作	・ノンレム関連睡眠時随伴症 ・レム睡眠時随伴症 ・悪夢症，レム睡眠行動障害 ・胃食道逆流

図2　てんかん，発達障害と睡眠障害

〔中川栄二：てんかんと発達障害．Epilepsy **14**：87-92, 2020／中川栄二：バルプロ酸．診断と治療のABC **130**(別冊)：72-73, 2018／中川栄二：てんかんと神経発達症の併存例には適切な診断に基づく包括的治療が必要．Progress in Medicine **38**：1118-1119, 2018／中川栄二：発達障害とてんかん．認知神経科学 **18**：9-14, 2016〕

ば昼間の行動異常が改善することをしばしば経験する．また，発達障害ではてんかんや脳波異常の合併頻度が高く，不眠に対して通常の睡眠薬の効果を認めず，逆に興奮することもあり，発達障害に併存する睡眠障害の発症の原因の一つに脳機能障害が考えられている．その背景として，GABAやセロトニン系の発達遅延が睡眠障害と自閉症状に強い影響を及ぼしていると考えられている．また，発達障害の睡眠覚醒リズムの問題にはメラトニンの分泌異常が関与していると考えられている．ADHDに報告されるさまざまな睡眠の問題は多様な理由に起因する．ADHDそのものの症状による一次性睡眠障害を併存する場合や，ADHDに併存する精神障害による二次性睡眠障害，さらにADHDの治療薬により引き起こされる睡眠障害がある．特にてんかんに発達障害が併存している場合には，睡眠の問題を適切に診断し，対応することが子どもと家族の生活の質の改善につながる（図2）[1〜4]．

▶ 文献

1）中川栄二：てんかんと発達障害．Epilepsy **14**：87-92, 2020
2）中川栄二：バルプロ酸．診断と治療のABC **130**(別冊)：72-73, 2018
3）中川栄二：てんかんと神経発達症の併存例には適切な診断に基づく包括的治療が必要．Progress in Medicine **38**：1118-1119, 2018
4）中川栄二：発達障害とてんかん．認知神経科学 **18**：9-14, 2016

（中川栄二）

頻　度　★　　難易度　★★

高次脳機能障害とはどんな症状ですか？

Keyword：記憶，注意・集中力，遂行機能

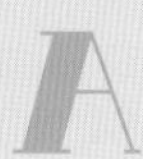

高次脳機能障害とは，脳の器質的損傷による障害の総称であり，言語，認知，記憶，思考，注意，行為など，人が社会生活を送るうえで必須となる機能(認知機能)の障害です．

高次脳機能とは，たとえば「記憶」「言語」「注意・集中力」「遂行機能」「感情」などを指し，感覚や運動，生命維持などの機能とは異なる認知機能のことをいう．高次脳機能障害の場合，障害自体が客観的にみえづらく周囲に理解されないという問題がある．

原因となる疾患はさまざまで，最も多いものは脳血管障害，ついで外傷性脳損傷やてんかんなど脳の損傷が起きる疾患があげられる．

以下は，高次脳機能障害のなかでも，てんかんによって起こりうる代表的な症状内容と対策方法を簡潔に示したものである．

1 記憶力の低下

記憶の機能はさまざまであり，ここでいう記憶力の低下は認知症の部分症状としての健忘とは鑑別する必要がある．

記憶障害はおもに，①時間の分類(前向健忘や逆行健忘)，②生活様式の分類(作業記憶や展望記憶)，③内容の分類(陳述記憶と非陳述記憶)，に分けられるが，てんかんをもつ方においていえば，「言われた事ややろうとした事を忘れてしまい，仕事や学校生活で失敗をする」など，①や②の分類における記憶力の低下が生活に影響を及ぼしやすい．

その場合の支援としては，記憶の補助となる手帳やカレンダー，使用が可能であればスマートフォンのメモやタイマーなどのリマインド機能の使用を勧めるのが効果的である．その際複数の方法を複雑に使うと混乱が起こりやすいため，一つのツールを限定的に利用するのもコツの一つである．

2 注意・集中力の低下

注意障害の分類はさまざまあるが，一般的には，①全般性注意(一定時間注意を持続させる，いくつもある刺激のなかから一つの刺激に注意を向ける，または複数の物事に並行して注意を向ける)と，②方向性注意(脳損傷患者に頻発する半測空間無視など)，に大きく分けられる．

てんかん患者では特に①による注意・集中力低下がみられることが多く，たとえば日常生活において「なんとなくぼーっとしているようにみられる」「課題は遂行できるがミスが多い」「生活の中で見落としや忘れ物が多い」などがある．

注意・集中力の低下は，使用する道具数を減らす，刺激の少ない部屋で作業するなどの環境面の工夫や，周囲の支援者に予定を伝えるなどの確認作業の癖をつけることで見落としやミスを減らすことが可能である．

3 遂行機能の低下

遂行機能とは，日常生活を計画的，合理的か

つ効率的に営むうえで欠かせない機能である．たとえば，「自宅を出る時間を考えて，準備を行う」「仕事や勉強において重要性を考慮して優先順位を決定する」「予算を考えて買い物をする」などである．

遂行機能は高次脳機能のなかでもより高いレベルに位置しており，これを正常に機能させるためには，先にあげた記憶力や注意・集中力といった基本的機能が正常に機能していることが前提となる(図 1)[1]．すなわち，これらに問題が起こっていると，遂行機能も低下することが多くなる．

この場合，たとえば「計画ができないため衝動的な行動をとりがちになる」「目標を立てられずに行動開始が遅れる」「複数の指示で混乱し，行動できなくなる」などさまざまな弊害が現れるため，予定を書き出して整理し，一つずつ物事を確認しながら進めていくなど，事前の準備が必要になる．その際，急な変更による臨機応変な対応がむずかしいことを患者本人も自覚し，周囲はその都度解決方法のアドバイスができるようにすることが大切である．

てんかんは発作を止めることが治療の中心となりやすいが，発作以外にも高次脳機能障害などを併発していることに注意したい．

上記にあげた症状は，必ずしも高次脳機能障害が原因という訳ではなく，なかには個人の性格や能力などによるものもあるため正確な診断は必要になってくる．しかし，高次脳機能障害の症状であった場合は，障害自体が客観的にわかりづらく，周囲だけでなく本人もそれと気づかず，社会生活を送りにくいと感じている場合が少なくない．

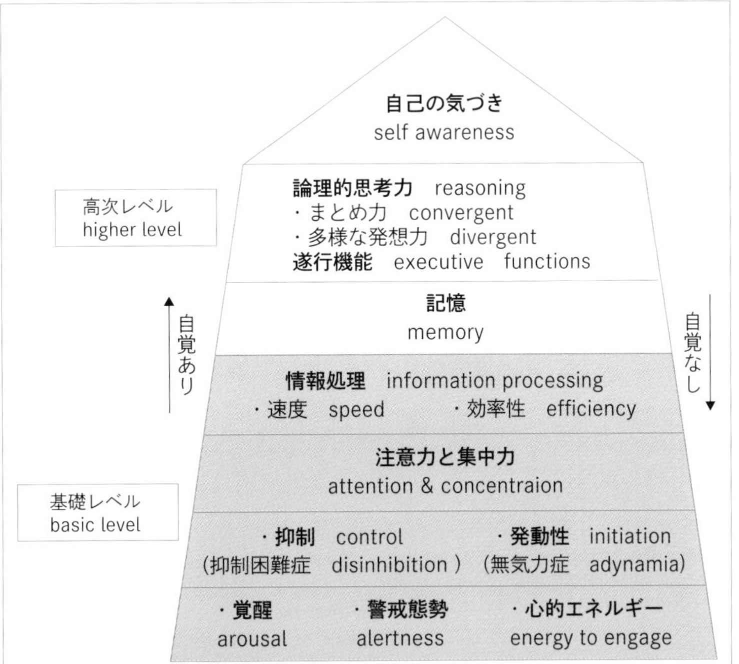

図 1　**神経心理学的諸機能　neuropsychologocal functions**
〔立神粧子：治療体験記　ニューヨーク大学医療センター・ラスク研究所における脳損傷者通院プログラム「脳損傷者通院プログラム」における前頭葉傷害の定義(前編)．総合リハ 34：487-492，2006〕

また，周囲の理解が得られないことにより，自尊心を傷つけられ社会から疎外感を感じるなどの二次障害が起こることも考えられる．

こういった高次脳機能障害の症状に対して，周囲の支援者ができるだけ早期に障害を理解し，一緒に対処法を探して苦手な部分をカバーする対策を行うことが，社会生活の質を向上させることにつながるだろう．

▶ 文献
1) 立神粧子：治療体験記　ニューヨーク大学医療センター・ラスク研究所における脳損傷者通院プログラム「脳損傷者通院プログラム」における前頭葉傷害の定義(前編)．総合リハ **34**：487-492，2006

▶ 参考文献
・ 日本作業療法士協会(監)，渕　雅子(編)：作業療法学全書，改訂第 3 版第 8 巻，作業治療学 5，高次脳機能障害．協同医書出版社，2011

(田中　優)

頻　度　★　　難易度　★★

てんかんに精神症状は合併しますか？

Keyword：精神症状，うつ症状

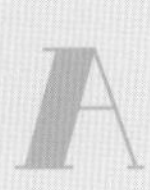

精神症状の合併率は高く，QOLに大きな影響を及ぼします．発作に関連して出現するか否かで治療方針は大きく異なり，精神症状と発作との時間関係が鑑別に重要です．またてんかんの治療に伴い精神症状が出現することもあります．

てんかん患者における精神障害の合併率は一般人口より高く，生涯に3人に1人が経験するといわれている．最も頻度が高いのは抑うつ症状で，生涯有病率は約30％に上る．発作が抑制されていない場合，患者のQOLは発作頻度よりも抑うつ症状に影響を受けるといわれているため，早期発見・早期介入が望ましい．抑うつ以外にも躁状態などの気分症状と精神病症状(幻覚，妄想)，不安障害が中心となるが，いずれも発作や治療との時間関係を評価し治療方針を決めることが重要である．

1 てんかん発作と精神症状の時間関係の評価

発作と精神症状の時間関係(図1)は，治療方針を決定するうえで鑑別が非常に重要である．

1）発作周辺期精神症状

発作との時間関係で，さらに以下の3つに分けられる．

a　発作前精神症状

発作の3日前までに苛立ちや不機嫌さが出現し，小児では攻撃性として現れることもある．

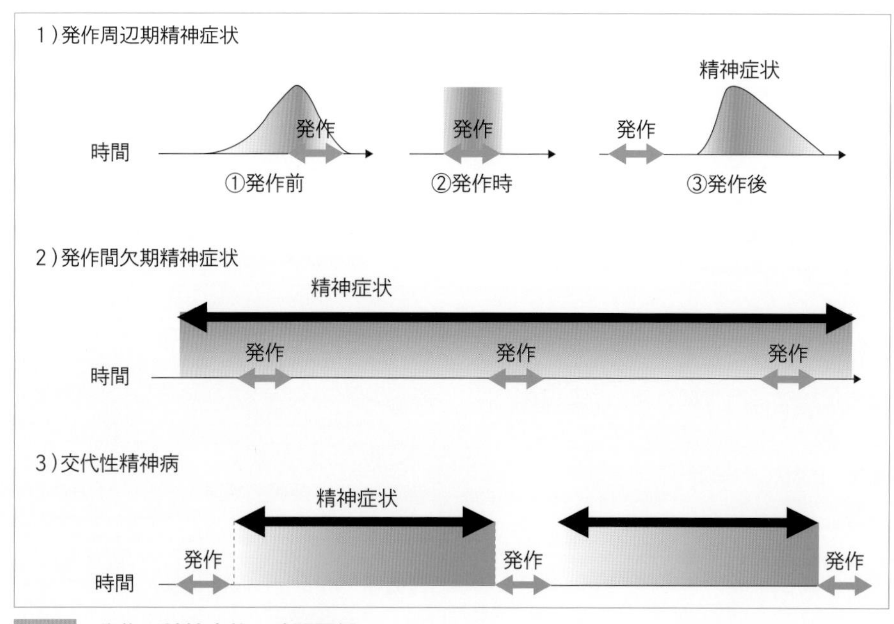

図1　発作と精神症状の時間関係

発作に近づくにつれ症状は増悪し，多くは発作後 1 日以内に軽快する．

b　発作時精神症状

これは発作症状そのもので，側頭葉てんかんなどでは不安感，恐怖感，多幸感，パニック症状などが出現する．ほかの発作症状と同様に短時間で，毎回一定の症状が出現する．意識消失などほかの発作症状と関連して出現する場合は容易に区別できるが，精神症状のみの場合はパニック発作などと誤認されやすい．

c　発作後精神症状

精神病症状は多くが発作群発後数時間～数日のあとに急速に出現し，数時間から数週間で自然軽快する．最も多いのは精神病症状で，精神病に加え不安や気分高揚など，多彩な症状を伴う興奮状態となる．後述の発作間欠期精神病に比べて暴力行為や自殺企図リスクは高く[1]，精神科入院を要することも多い．精神病症状に比べ少なく認識は低いが，抑うつ症状(自殺念慮を含む)や軽躁状態を呈することもある．

発作周辺期精神症状の治療は，抗てんかん薬による発作抑制が第一である．発作後精神病のように非常に激しい興奮状態を呈する際などは，対症療法として症状出現時のみ抗精神病薬やベンゾジアゼピン系薬剤を用いることもある．いずれの発作周辺期精神症状も時間が経てば自然消退するため，精神症状に対する継続的な投薬は不要である．

2) 発作間欠期精神症状

発作周辺期精神症状や交代性精神病と異なり，発作に伴う脳機能変化だけでなく，てんかんを引き起こす原因となった脳の器質的脆弱性や，慢性疾患に伴う心理社会的要因に伴うものなど，原因はさまざまである．

a　精神病症状

多くはてんかん発症後，10～15 年を経てから発症する．幻視や幻聴，被害妄想などが出現するが，統合失調症でみられる陰性症状(無為，自閉など)は伴わないことが多い．治療は統合失調症に準じ，抗精神病薬を用いる．

b　うつ症状

抑うつ状態で最も多いのが発作間欠期である．抑うつ気分や活力の低下だけでなく，苛立ちや怒りなどを伴うのが特徴的で，発作間欠期不快気分障害(Interictal Dysphoric Disorder)といわれる．気分障害，不安障害，身体化障害が重複しあっている病態と考えられる．症状は時間～日単位で出現・消退を繰り返し，従来のうつ病に比べて程度や期間が短く医療スタッフも患者も注意が向かないことが多い．しかし重症になると突発的に自殺に至ることもある[2]．抑うつを簡便に評価するツールとして NDDI-E (Neurological Disorders Depression Inventory for Epilepsy)が有用である．これは 6 項目の自己記入式からなり，外来の待ち時間などの短時間で施行できる．

3) 交代性精神病

長年にわたって難治な発作が突然抑制されたあとに精神症状が出現することがある．発作と交互して精神症状が出現するため「交代性」とよばれる．脳波の正常化を伴うものは「強制正常化」ともよばれる．約 7 割が精神病症状を呈し，ついで 3 割弱に気分症状が出現した[3]．交代性精神病の多くは次に述べるような抗てんかん薬や外科治療による影響として考えられるものが含まれると考えられているが，病態機序は不明である．

2 てんかん治療と精神症状の時間関係の評価

薬物治療や外科治療中に，精神症状が新たに出現することも多い．

1) 抗てんかん薬の副作用

一部抗てんかん薬は副作用として苛立ちや攻撃性，抑うつ，場合によっては精神病症状をきたすこともあるため，精神疾患の既往や家族歴をもつ場合は避けるのが無難である(表1)．症状が出現時は抗てんかん薬の中止とともに症状は軽快する．しかし内服開始後時間が経ってから症状が顕在化する場合や，自身の気分変動を言語化できない患者は気づかれにくく，注意が必要である．外来診療においては，家庭内での言動の変化が参考になることが多い．

2) 外科手術に伴うもの

てんかん治療ガイドラインでも「外科治療を受けるすべての人は精神医学的評価を受けることが望ましい」と明記されているように，外科治療後に精神症状が新たに出現する可能性があることを事前に患者・家族へ十分に説明することが必要である．最も多いのは抑うつ症状で，術後3か月までに発症し，発作転帰にかかわらず18か月以内に寛解する．症状は軽度のみならず自殺企図を考えるほどの最重度に至ることもあるが，抗うつ薬への反応性はよい．そのため，術前から精神科介入を行い，適切なタイミングで治療介入できるよう術後も一定期間フォローアップを行うべきである．

表1　抗てんかん薬による精神症状の副作用

抑うつ	苛立ち・攻撃性	精神病症状
TPM，ZNS，PB, LEV, PRM	LEV, PER（知的障害を有する患者ではBZD系薬剤の脱抑制により攻撃的になる場合もある）	TPM，ZNS，PHT，ESM，LEV

▶ 文献

1) Kanemoto K, *et al.*: Violence and epilepsy: a close relation between violence and postictal psychosis. *Epilepsia* **40**: 107-109, 1999
2) Gaitatzis A, *et al.*: The psychiatric comorbidity of epilepsy. *Acta Neurol. Scand* **110**: 207-220, 2004
3) Calle-López Y, *et al.*: Forced normalization: A systematic review. *Epilepsia* **60**: 1610-1618, 2019

▶ 参考文献

・ Trimble MR・他(編)，吉野相英(監訳)：臨床てんかん next step．新興医学出版社，2013

（宮川　希）

頻　度　★★★　難易度　★★

Q64 PNESの診断や治療はどうしますか？

Keyword：心因性非てんかん性発作(PNES)，病状説明，環境調整

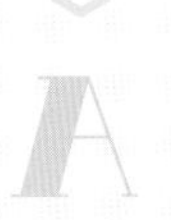

専門医が発作症状を目撃すること，あるいは病歴からPNESが疑わしい場合には長時間ビデオ脳波検査でPNESを記録することで診断を確定します．病状説明をきちんと行い患者の診断受容を促すことは治療の第一歩として重要です．PNESを繰り返す悪循環を修正するために環境調整や精神療法を行うのが治療です．

てんかん発作に類似の症状を示すが，実際には大脳神経の過剰な興奮原因ではない，てんかんとは異なる発作症状を「非てんかん性発作」と呼び，さらに「非てんかん性発作」のなかから失神や低血糖発作などの内科的疾患を除外したものが「心因性非てんかん性発作(psychogenic nonepileptic seizures：PNES)」とよばれる．「難治性てんかん」の診療を行う専門病院で扱う症例のおよそ20～30％が実際にはPNESであり，さらにてんかん患者は一般集団に比べてPNESが多く，てんかん診療において遭遇することは珍しくない．

表1　PNESとてんかん発作の鑑別に参考となる徴候

PNESの可能性が高い徴候	てんかん発作の可能性が高い徴候(PNESの可能性が低い徴候)
・長時間続する発作 ・休止期を挟んで繰り返す発作(起承転結のない発作) ・手足の動きが同期していない発作 ・声掛けに反応して止まる発作 ・発作中の閉眼 ・発作中の首振り	・咬舌を伴う発作(特に側面の場合) ・起承転結のある発作症状

1 PNESの診断

1) 発作症状の観察と病歴聴取からPNESの可能性を考慮する

直接主治医が発作を目撃あるいは動画からの情報し，あるいは，患者や目撃者からの病歴聴取から，発作症状がてんかん発作としては不自然な場合にはPNESの可能性が考慮される．

表1にはPNESを疑うあるいは否定的ないくつかの発作徴候が記載されているが，単一の徴候をもってPNESとは診断できない点には注意が必要である．

これらの徴候はあくまでもPNESを肯定あるいは否定するための材料の一つという理解に留めておくことが誤診を防ぐことにつながる．

2) ビデオ脳波同時記録による発作の非てんかん性の確認

発作症状の観察や病歴聴取のみでは診断がむずかしい場合にはビデオ脳波同時記録検査を検討する．

ビデオ脳波同時記録で発作を記録し，その症状や脳波所見をてんかん専門医が検討する結果，精度の高い診断をすることができる．ただし，「ビデオ脳波同時記録で発作症状が記録されず，発作間欠期の脳波所見では異常がない」という場合ではPNES診断することはできない．またてんかんとPNESの合併患者の場合，

限られた記録時間では両者をきちんと記録することができないこともある.

PNES診断においてビデオ脳波同時記録はゴールドスタンダートではあるが，これらのような限界があることは知っておく必要がある.

3）治療的介入による経過観察

PNESが疑わしい場合には抗てんかん薬の減量・中止や，後述する環境調整や精神療法といった治療的介入による症状の変化の観察を行い診断の確定度を高めていく.

2 PNESの治療

1）適切な病状説明によって診断受容を促す

PNESの病状説明は単に診断告知というだけでなく，それ自身が治療の大きな一部であり，精神科医や心理士による治療へとつなげる重要なステップである.

患者のなかには適切な診断説明と診断受容によって，特別な治療を要さずにPNESが消失するものがいるが，「難治性てんかん」として長期間加療を受けていた患者や家族はPNESという診断に困惑することも少なくない.「てんかん発作とは異なる原因なので抗てんかん薬は有効ではない」「わざとやっている発作ではない.生活に支障が出ている症状であり専門家の治療が必要」「心因はすぐにはわからないことも多いが，精神科的な治療で改善しうる」など，患者や家族の心理的動揺や理解力にあわせた説明をてんかん専門医は心がける.

説明を受けても診断をすぐに受容できない患者や家族もいるので，精神科受診が安定するまではてんかん専門医の診察も並行して続けていく配慮も求められる.

2）環境調整と精神療法

PNESは「心因性」という術語から想像できるような原因を一つに帰結できるような病態ではなく，多因子が複合的に影響しあって発症・慢性化すると考えられる．さまざまな素因（脆弱性）をもった患者に何らかの誘発する因子が重なって発症し，さらにPNES発症で生じた因子がPNESを反復・持続させるという悪循環に患者は陥っている（図1）.

このような悪循環を外側から変えていくのが環境調整であり，内側から変えていくのが精神療法である．基本的には両者は並行して行うべきであるが，知的障害のある場合には環境調整を，知的障害のない場合には精神療法をそれぞれ主とした治療を実践することがよい.

環境調整は，PNESの抑制，その背後にある生き辛さへの支援を目的とする.

患者の生き辛さの原因はさまざまであり，時に複合的でもあるため，心理士やソーシャルワーカーなどの多職種や地域支援者や職場と連携して環境調整を進めていく．安易な環境調整で根本的解決のない支援は，いわゆる疾病利得を強化してしまいPNESを慢性化させてしまうこともある．そのため，自分たちが実践している環境調整は，目標に対して有効なのか適切なのかは一定期間ごとにケア会議で検証すること

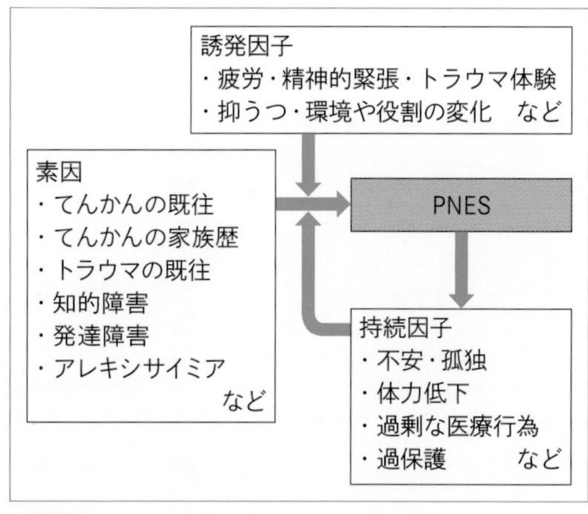

図1　PNESの原因は一つではない

が望まれる．

精神療法もさまざまな種類があるが，まずは患者の心理的問題を深くまで探索しないような，通常の外来診療でも実践可能な精神療法を行う．PNESの起こる状況や発作前の感情や身体感覚の変化の理解を深め，腹式呼吸などのコーピングで発作を回避する方法を身に着けること，不安や怒りなどのネガティブな感情を適切に表現すること，自己肯定感を高め活動性をあげることなどを目標とした精神療法を行っていく．

3）本格的な精神療法

トラウマ体験の影響が大きいPNES患者の場合は外傷体験に対しての治療に長けた精神科医あるいは臨床心理士の治療を考慮する．

PNESの治療には精神分析的治療などのさまざまな手法が用いられているが，なかでも認知行動療法（cognitive behavioral therapy：CBT）はその有効性を証明する質の高い研究が複数存在する．しかし，わが国においてはCBTの経験の豊富な精神科医や保険医療内でのCBTを実施している医療機関は少ないといった問題があり，前述の環境調整や一般的な精神療法では解決がむずかしい場合に本格的なCBTを実践するのが現状ではあるが，たとえ専門家でなくても治療者や支援者がCBT的なアプローチをもつのは有効である．

▶ 参考文献

- 兼本浩祐・他：心因性非てんかん性発作（いわゆる偽発作）に関する診断・治療ガイドライン．てんかん研究 **26**：478-482，2009
- 谷口　豪：心因性非てんかん性発作（PNES）再考－包括的なPNES診療の構築に向けて．精神神経学雑誌 **122**：87-104，2020
- Myers L: Psychogenic Non-epileptic Seizures: A Guide. Create Space Charleston 2014（兼本浩祐 監訳，谷口　豪 訳：心因性非てんかん性発作へのアプローチ．医学書院，2015）
- 兼本浩祐：心因性非てんかん性発作の診断－ビデオ脳波同時記録の前にいかにして症状から疑うか．Brain and Nerve **69**：1401-1408，2017

（谷口　豪）

てんかんのリハビリテーションとは何ですか？

Keyword：リハビリテーション，心理教育，MOSES

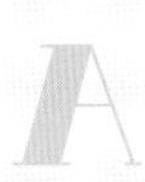

てんかんのある人が自身の望む，充実した人生を送るための包括的支援です．本人のライフスタイルやライフステージに応じた，日常生活および社会生活領域での支援・介入を多職種・多機関が連携して実施します．

てんかんのリハビリテーションとは，医学的リハビリテーションのみならず，疾病教育（てんかん発作へのリスク管理・心理教育）や発達支援，就学支援，就労・生活支援などの心理社会的リハビリテーションも含まれる（図 1 参照）．

1 てんかん発作へのリスク管理

患者の安全を確保するとともにできるだけ制限や制約を少なくするにはどのような工夫が可能なのかを，発作症状や頻度，本人の社会生活環境などを総合的に勘案して検討し，服薬指導や日常生活指導を行う．

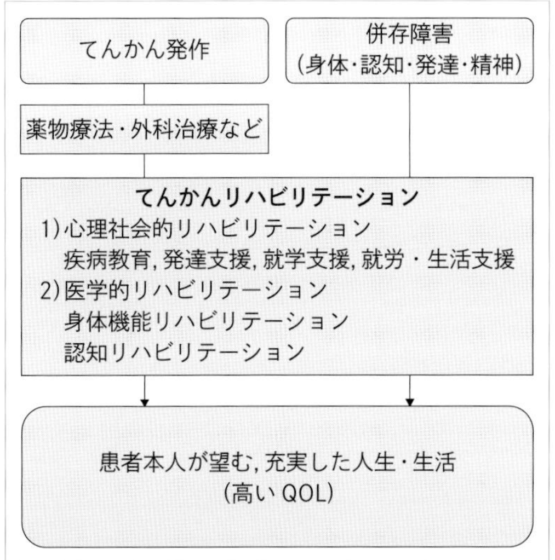

図 1　てんかんリハビリテーション

2 てんかんの心理教育

患者は無力感や自尊心の低下が時にみられる．さらに対人交流や必要な社会経験が乏しく治療に対しても受動的となることがある．このような状態に陥らないためにも早期から治療と並行して，患者の心理的問題に配慮した疾病教育が必要である．

てんかんの心理教育プログラム（modular service package epilepsy：MOSES）ではトレーナーと複数の患者のグループワークを通じて，感情の整理や疾病受容，てんかん治療への積極的な関与が促される．

3 てんかんの就労・生活支援

患者の就労は発作症状や本人の知能，教育歴，社会適応性，精神症状や雇用する側や支援者の知識の有無などの環境面の要因などが複合的に影響する．つまり，患者ごとに個別性の異なる就労の問題を支援するためには多職種連携が望まれる．

就労の準備が整っていない場合には孤立しないような生活支援も重要である．

参考文献

・ 西田拓司：てんかんのリハビリテーション．日本臨牀 **76**：1015-1020，2018
・ 谷川由夏・他：てんかんリハビリにはどのような特徴がありま

すか？ *In.* てんかん支援Q&A(谷口豪・他 編著). 医歯薬出版, 6-7, 2018
・ 浪久　悠・他：てんかんの治療と職業生活の両立支援. 職業リハビリテーション **33**：32-37, 2019
・ 藤川真由・他：てんかんと就労－医療と職業リハビリテーションの連携の重要性. 職業リハビリテーション **33**：43-48, 2019
・ 久保田英幹：就労. *In.* 臨床てんかん学(兼本浩祐・他 編). 医学書院, 614-616, 2015

（谷口　豪）

てんかんについて学びたいときは どうしたらよいですか？（本人）

Keyword：疾患教育，MOSES，セルフマネージメント

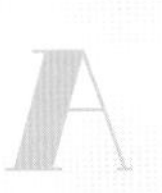

知識を増やすためには市販されている本から学ぶことや，てんかん学習プログラム（MOSES），市民公開講座などに参加してみましょう．主治医に直接自身の病状をたずねるのもよいです．

慢性疾患の治療効果および疾患をもつ人の生活能力向上について，セルフマネージメントは重要な概念である．てんかんにおいても，患者はしばしば病気に関する正しい知識を欠くことが知られ，慢性疾患では病気のある人が正しい知識を得ること，患者が責任をもって治療にあたることが重要とされる．

てんかんについて学びたいときには，市販されている本から学ぶ以外にも以下の方法がある（図1）．

① てんかん患者のための学習プログラム

MOSES（Modular service package epilepsy：モーゼス）は，患者が病気を理解し，実践的な対処能力を身につけ，積極的に病気に向き合うことを学ぶための心理社会的学習プログラムである．MOSESは9つの章（1．てんかんとともに生きる，2．疫学，3．基礎知識，4．診断，5．治療，6．自己コントロール，7．予後，8．心理社会的側面，9．てんかんのネットワーク）から構成される．小集団で1セッション1〜2時間程度で行われることが多い．プログラムを通して「今まで親任せだったが，てんかんについて知れた」「てんかんがあるのは，自分だけじゃないこ

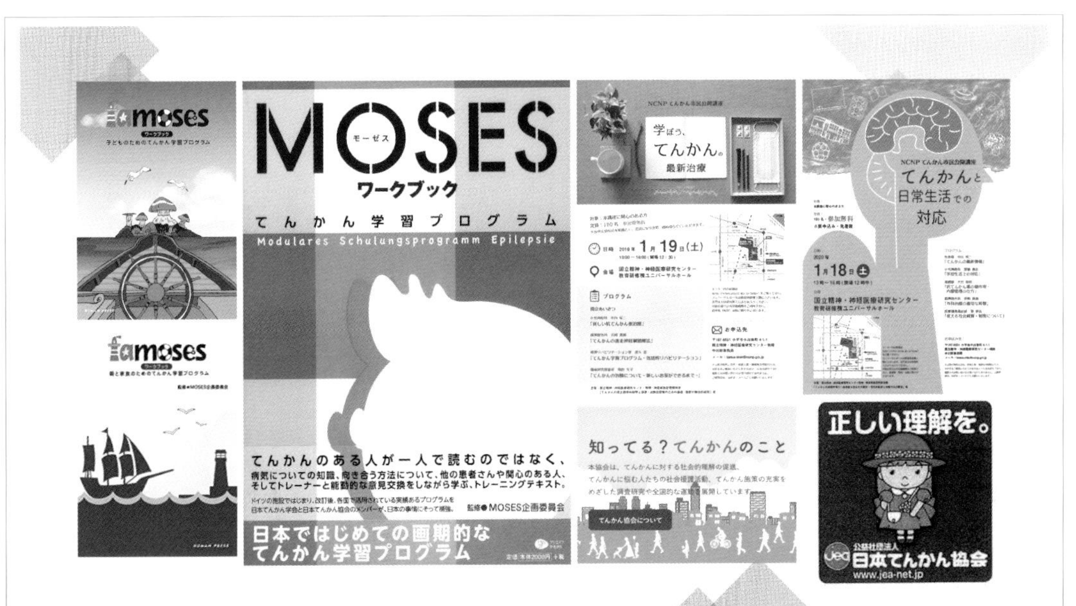

図1　てんかんを学べる場

とを知ることができた」「てんかんといってもさまざまな症状や困りごとがあるが，自分のできることから始めることが重要」といった感想が参加者からあがる．海外の報告では，MOSESは知識の向上，てんかんに対する対処を身につけ発作を減らし，副作用を軽くすることが証明されている．一方，国内の研究では知識の向上のほか，生活の質の改善やてんかんという病気を前向きに受け入れようとする心理面の変化が得られた[1)]とある．ライフイベントによる環境変化や自立の準備性を高めるためにも必要である．

② てんかんの知識向上に向けた取り組みは，パッケージ化されたてんかん学習プログラムだけでなく，病院やてんかん協会主催の市民公開講座，てんかん協会主催の基礎学習講座研修が設けられている．内容は概ね，1. てんかんとはどういう病気か，2. てんかん発作の介助，3. てんかんの薬物療法，4. てんかんの外科療法，5. てんかんに合併する精神的障害の治療と対応，てんかんと女性，高齢者てんかん，てんかんと発達障害などが取り扱われており，基礎から専門テーマまで，幅広く学べる内容になっている．

てんかん協会は，てんかんに対する社会的理解の促進，てんかんに悩む人たちの社会援護活動，てんかん施策の充実を目指した調査研究を目的としており，病気のことや専門医療機関の情報提供，福祉制度や各種サービスの活用方法，経済面や生活上の困りごとまで専門相談やピア相談を行っている．

まだまだ地域支援は十分とはいえないが，てんかん地域診療連携体制整備事業が始まり，全国のてんかん治療の連携や啓発がより進んでいくものと思われる．

③ てんかんは発作型や発作の種類，併存疾患など個別性が高く生活環境やライフイベントによって生活の困りごとが出てくることが考えられる．患者本人の病気について理解を深め，対処し，支援者や家族へ説明できることが望まれるが，まずは主治医へ困りごとをしっかり伝えること，そして，困難となっている事象の見通しや解決法を検討することが推奨される．

▶ 文献

1）山﨑陽平・他：てんかん学習プログラムMOSES（モーゼス）の有用性に関する予備的調査．てんかん研究 **35**：702-709，2018

▶ 参考文献

・河村ちひろ：てんかんのセルフマネージメント－欧米におけるニーズ研究の検討．保健医療福祉科学 **3**：76-83，2014

・西田拓司：てんかん最前線　てんかんの心理教育．Epilepsy **13**：93-99，2019

・MOSES企画委員会(監)，井上有史・他(訳)：MOSESワークブックてんかん学習プログラム．クリエイツかもがわ，2010

（須賀裕輔）

頻度 ★★　難易度 ★★

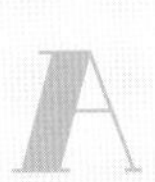

Q67 てんかんについて学びたいときはどうしたらよいですか？（支援者）

Keyword：家族支援，心理教育，併存疾患

A 病院で開催している市民公開講座やてんかん協会の研修に参加します．質の高いネット上の情報や書籍も参考になるが，併存症や心理社会的問題についても理解することが望まれます．

てんかんの患者にとって，本人の病気の理解や取り組みはもちろん，支援者の理解と協力がQOLを高めるうえで不可欠となる．

病院やてんかん協会主催の市民公開講座，てんかん協会主催の基礎講座に参加することは発作時の介助やてんかんの病態，診断，治療の基礎的な知識を得ることができる．

患者は，発作症状以外にも，てんかんにより生じる社会的不利，生活や人生への影響が問題となることが多くある．そのため，患者の心理社会的自立を支援するうえでは，本人の選択や意思決定を重視する姿勢を意識し，障害にとらわれず自ら意義を見いだし行動できるようになるプロセスを支援者が目標にすることが重要である．

てんかんは知的障害や自閉スペクトラム症（Autism Spectrum Disorder：ASD），注意欠如多動症（Attention-Deficit/Hyperactivity Disorder：ADHD），睡眠障害や精神障害など併存しやすい疾患があり，発作のコントロールにあわせて併存疾患への対応が必要となる（図1）．

知的障害では，①概念化領域：記憶，読み書き，数学の能力，②社会的領域：他者の考えや感情に対する気づき，対人関係能力，社会的判断，③実際的領域：身の回りのケア，仕事や学校での課題の取り組み方，お金の管理，健康と安全，など必要に応じて支援が必要となる．

ASDでは，①社会的コミュニケーションの障害，②限局された反復行動や興味・活動，が生活に支障をきたす場合がある．ADHDでは不注意，多動性や衝動性といった特性があげられる．知的障害やASD，ADHDともに低い自己評価や過去のネガティブ体験を想起しやすく，睡眠障害やうつ病の併存も多く報告されている．

小児期に発症したてんかんの場合，知的障害や発達障害の合併がない場合でも，親は過保護・過干渉となりがちであり，成長に必要な社会生活や対人交流が制限されてしまうこともある．その結果，本人自身の考える時間や決断の機会がないまま年齢を重ねてしまうことがある．

以上のような，患者の合併症や心理社会的問題を解決するうえで心理教育は重要である．心理教育は心理療法の一つの技法であるが，心理療法の要因を分析した研究では，①治療外因子（親や家族や友人の理解や助言）40%，②共通因子（傾聴・共感）30%，③期待因子（プラセボー効果）15%，④技法15%．この報告からてんかんの患者を支援していくには①②で70%を

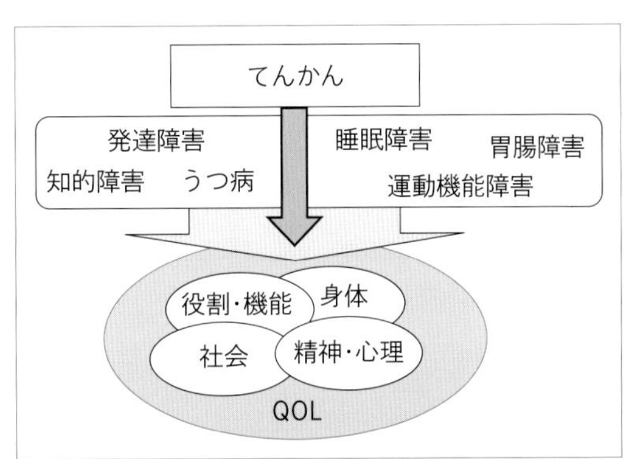

図1　QOLの改善には併存症にも配慮が必要

占めている[1)]ことになり家族や友人，さらに支援者を含めた傾聴や共感といったかかわりが支援として大きな要因であることが示されている．

てんかんのみならず，併存する疾患にも配慮してかかわることが重要である．知識やかかわり方など，近年ではWEB検索が主流となっている．さまざまな情報が飛び交っており，正確性や妥当性を鑑みると製薬会社が運営しているホームページやてんかん専門医が執筆した本，てんかん学会やてんかん協会からの発信，さらに，外来受診に付き添い外来主治医に直接悩みや疑問を聞いてみることが勧められる．

▶ 文献

1）緒方　明：てんかん家族への支援・心理教育．臨床精神医学 **48**：671-676，2019

▶ 参考文献

・神庭重信(総編集)，神尾洋子(編)：DSM-5を読み解く 伝統的精神病理，DSM-IV，ICD-10をふまえた新時代の精神科診断 1 神経発達症群，食行動障害および摂食障害群，排泄症群，秩序破壊的・衝動制御・素行症群，自殺関連．中山書店．2014
・齊藤万比古：発達障害の家族への支援・心理教育．臨床精神医学 **48**：665-670，2019
・福智寿彦：てんかん患者の自立と社会参加支援．総合病院精神医学 **26**：21-27, 2014

（須賀裕輔）

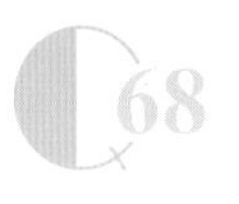

Q68 てんかんのある人を応援するようなイベントはありますか？

Keyword：てんかん月間，世界てんかんの日，パープルデー

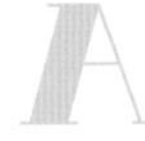

A 「てんかん月間(10月)」,「世界てんかんの日(2月の第2月曜日)」と「パープルデー(3月26日)」があります.

てんかんに関する啓発イベントのおもなものとしては「てんかん月間」,「世界てんかんの日」，そして「パープルデー」がある.

「てんかん月間」は実施している日本てんかん協会によると，正式には1983年に制定された「てんかんを正しく理解する月間」であり，2013年からは日本てんかん学会と共催で毎年10月に実施し，てんかん協会の全国大会や講演会，署名活動などの啓発活動を全国で行っている．ちなみに10月はてんかん協会が設立した月であり，てんかん学会として初めて学術集会が開催された月である.

「世界てんかんの日(International Epilepsy Day)」は国際てんかん協会(International Bureau for Epilepsy：IBE)と国際抗てんかん連盟(International League Against Epilepsy：ILAE)によって2015年に制定された．ヨーロッパでは聖ヴァレンタインをてんかんのある人を庇護した聖人として称えており，バレンタインデー直前である，2月の第2月曜日が選ばれた．わが国でも2016年から日本てんかん学会と日本てんかん協会が主催するイベントが開催されてい

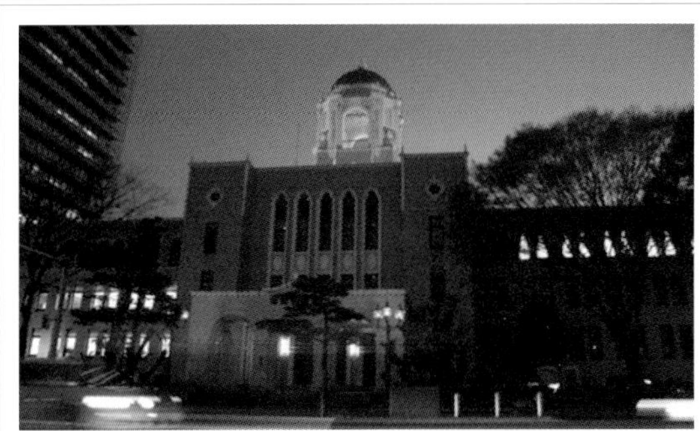

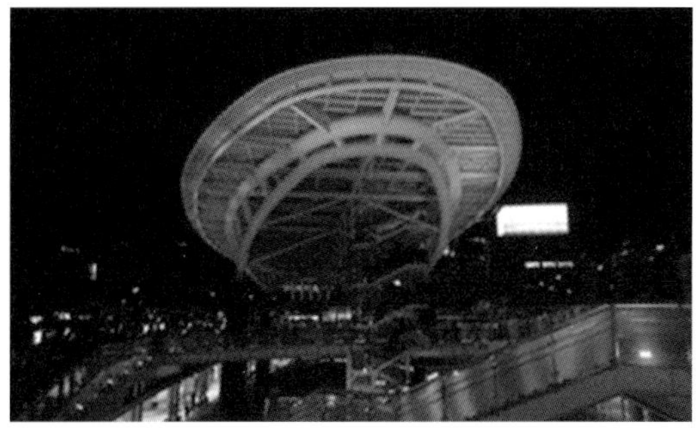

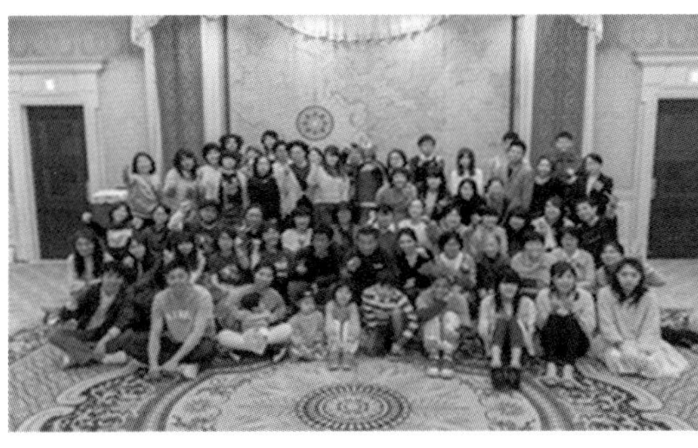

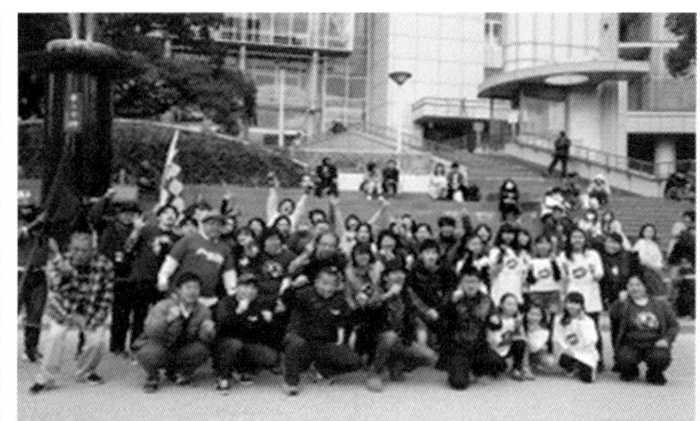

図1　日本各地でのパープルデーイベント〔口絵4：p.iii〕

る．さらに，2017年には「世界てんかんの日」は日本記念日協会に公式記念日として登録された．

「パープルデー(Purple Day)」は2008年カナダのノバスコシア州で，当時若干9歳であった，てんかん当事者であるキャシディー・メーガンさんによって活動が始まり，2009年にはアメリカに本部を置くアニータ・カウフマン財団がキャシディーさんの活動を支援する形で北米全体そして国外へ広がっている．「パープルデー」では「紫色を身に着けるだけで誰もが参加できる楽しい啓発イベント」という趣旨で，講演会にとどまらずに音楽イベントやウォーキングイベントあるいはディズニーランドを借り切った大掛かりなイベントなどその内容は多岐にわたっている．その活動に賛同した日本の医療従事者の有志の呼びかけに応じ，キャシディーさんらが2015年に来日し仙台，東京，静岡，名古屋で講演会が行われた．この来日講演をきっかけに「パープルデー」活動が日本全国にも広まり，現在に至っている．

紫がシンボルカラーとして選ばれたのは「キャシディーさんが好きな色だったから」，「てんかんのある人が孤独(紫から連想されるイメージとして欧米で認知されている)にならないように」などの説がある．もともとはキャシディーさんが啓発活動をはじめて行った，3月26日を「パープルデー」とした活動であったが，最近では「Purple Day Everyday」のスローガンの下，多くのボランティア(医療スタッフ，支援者，当事者，家族)によって各地域の特色を生かしたさまざまなイベントが毎年行われている(図1)．

このようなイベントに，てんかんのある人自身が積極的に参加・活動することは，てんかんの啓発として意味が大きい．

▶ 参考文献

・ 福智寿彦：パープルデーの活動．Epilepsy **10**：43-44，2016
・ 福智寿彦：日本と世界のパープルデー活動．日本臨牀 **76**：862-866，2018
・ 編集部：第49回日本てんかん学会学術集会より　東日本大震災をテーマとしたセッションなどてんかんの多彩な話題を提供．クリニックマガジン **43**(2)：24-25，2016
・ 編集部：てんかん啓発イベント「パープルデー仙台イベント」．MEDICAMENT NEWS **2203**：12-13，2015

(谷口　豪)

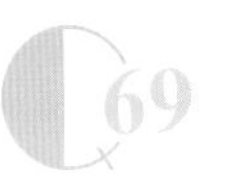

Q69 てんかん診療支援コーディネーターとは何ですか？

Keyword：てんかん診療支援コーディネーター，てんかん地域診療拠点，認定制度

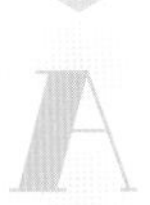

A てんかん診療支援コーディネーターとは，てんかん診療に従事し，精神障害者福祉に理解と熱意をもち，てんかん患者およびその家族に対し相談援助を適切に実施することができ，医療・福祉に関する国家資格を有する人です．

2015 年度から開始された厚生労働省の「全国てんかん対策地域診療連携体制整備事業」は，モデル事業としててんかんが国の施策に盛り込まれた初めての事業で画期的な出来事であった．8 つの県で地域拠点機関が選ばれてモデル事業が開始された．モデル事業の成果を踏まえて 2018 年度からは，本事業として全国てんかん対策地域診療連携体制整備事業として少しずつ全国各地にてんかん地域診療拠点が整備されつつある．本事業において，てんかん診療支援コーディネーターが最も重要な役割を担うことになる．てんかん診療支援コーディネーターの要件は，てんかん診療に従事する者であって，精神障害者福祉に理解と熱意を有すること，てんかん患者およびその家族に対し，相談援助を適切に実施する能力を有すること，医療・福祉に関する国家資格を有することである．業務としては，医療機関や精神保健福祉センター，管内の医療機関，保健所，市町村，福祉事務所，公共職業安定所などとの連携・調整をはかることである．2020 年度よりてんかん診療支援コーディネーター認定制度が開始された（図 1）[1, 2]．

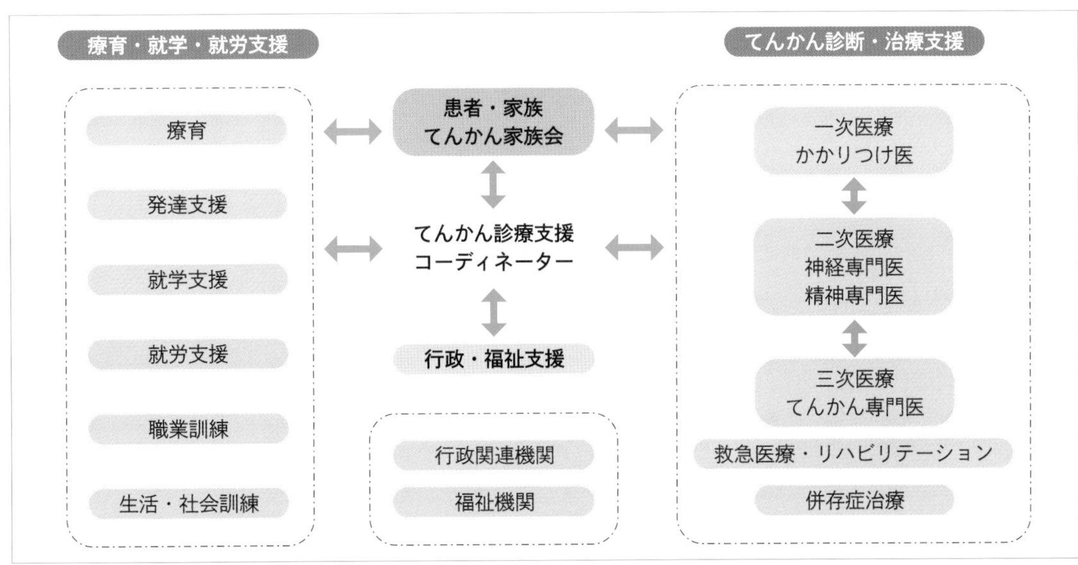

図 1　てんかん診療支援コーディネーターの役割

〔中川栄二：てんかん地域診療連携体制整備事業．精神科 **36**：459-464，2020／中川栄二：てんかんコーディネーターの新たな役割．てんかん診療の新たな時代の幕開け．クリニシアン **689**：36-42, 2021〕

1 てんかん診療支援コーディネーターの定義

（役割） てんかん診療拠点施設において，てんかん診療が円滑に行われるような医療側と患者側の間の調整

（要件） 以下のすべての要件を満たすものである．

1）てんかん診療（拠点施設）に従事するもの
2）社会保険制度，社会福祉制度に関する基本的な知識をもつもの
3）てんかんに関する基礎知識をもつもの
4）患者側の不安や心理的ストレスに対する初歩的な心理相談能力をもつもの
5）医療・福祉に関する国家資格を保有するもの

（業務）

ⅰ）てんかん患者およびその家族への専門的な相談支援および助言
ⅱ）管内の連携医療機関などへの助言・指導
ⅲ）関係機関（精神保健福祉センター，管内の医療機関，保健所，市町村，福祉事務所，公共職業安定所など）との連携・調整
ⅳ）医療従事者，関係機関職員，てんかん患者およびその家族などに対する研修の実施
ⅴ）てんかん患者およびその家族，地域住民などへの普及啓発

2 てんかん診療支援コーディネーター認定制度

（目的） てんかん地域診療の裾野を広げるため，てんかん患者・家族と医療機関，福祉，行政機関との橋渡しを行う

（対象） てんかん地域診療拠点機関ならびに連絡協議会に属する協力機関・施設（医療，福祉，行政）において，てんかん診療に携わる何らかの国家資格を有するもの

（認定のための基本）

基本ポイント（研修会：3時間以上の講義）

①てんかん地域診療連携体制整備事業が行う研修会（年2回開催）
②日本てんかんセンター連絡協議会（JEPICA）が行う総会2日間への参加（年1回開催）
③地域てんかん診療拠点機関が行う研修会
④てんかん学会，国際抗てんかん連盟関連の学会，地方会

上記3回の講座受講で初回認定証を発行する．以降3年間に上記の研修会，学会に6回以上の参加を基本とする．3年ごとに更新する．2020年度から暫定認定証を発行している．

▶ 文献

1） 中川栄二：てんかん地域診療連携体制整備事業．精神科 **36**，459-464，2020
2） 中川栄二：てんかんコーディネーターの新たな役割．てんかん診療の新たな時代の幕開け．クリニシアン **689**：36-42, 2021

（中川栄二）

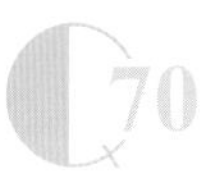

てんかん診療支援コーディネーターに期待されることは何ですか？

Keyword：てんかん地域診療拠点，包括的てんかん専門医療施設，てんかん診療支援コーディネーター

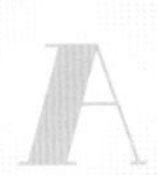

てんかん診療支援コーディネーターは，てんかん患者およびその家族への相談支援や助言，医療従事者，関係機関職員，てんかん患者および家族に対する研修の実施，てんかんの普及啓発活動の中心となることが期待されます．

わが国のてんかん医療は，これまで精神科，脳神経内科，脳神経外科，小児科など数多くの診療科により担われてきた経緯があり，その結果，多くの地域で，どの医療機関がてんかんの専門的な診療をしているのか，患者ばかりでなく医療機関においても把握されていない状況が生まれている．また，一般の医師へのてんかん診療に関する情報提供や教育の体制はいまだ整備されてはいないなど，てんかん患者が地域の専門医療に必ずしも結びついていないとの指摘もなされている．このような現状を踏まえ，てんかん対策を行う医療機関を選定し，選定した都道府県において，てんかんの治療を専門的に行っている医療機関のうち，1 か所を「てんかん支援拠点機関」として指定し，専門的な相談支援，他の医療機関，自治体などや患者の家族との連携・調整をはかるてんかん地域診療連携体制整備事業が開始された（図 1）[1]．

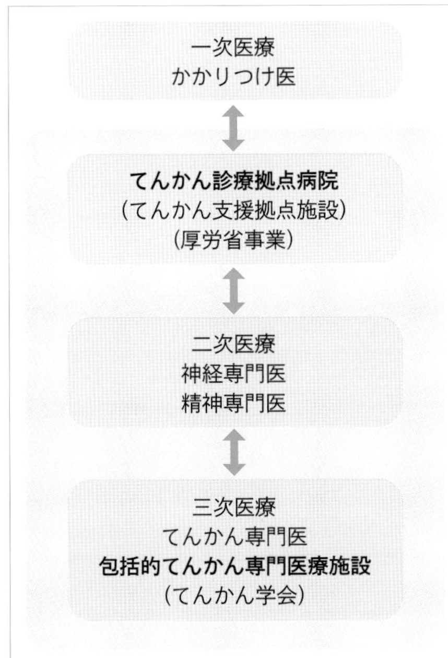

図 1　てんかん診療支援の流れ

〔NCNP てんかん全国支援センター：てんかん診療支援コーディネーター認定制度について　https://www.ncnp.go.jp/epilepsy_center/coordinator.html〕

 てんかん地域診療連携体制整備事業

1. 実施主体：本事業の実施主体は都道府県とする．ただし，実施主体は事業の一部を外部に委託することができる．
2. 事業の内容など

(1) てんかん診療拠点機関の選定：都道府県は厚生労働省と協議のうえ，てんかんの治療を専門に行っている管内の医療機関のうち，次に掲げる要件をすべて満たす医療機関1か所を拠点機関として指定する．

①一般社団法人日本てんかん学会，一般社団法人日本神経学会，公益社団法人日本精神神経学会，一般社団法人日本小児神経学会，または一般社団法人日本脳神経学会が定める専門医が1名以上配置されていること，②脳波検査やMRI検査が整備されているほか，発作時ビデオ脳波モニタリングによる診断が行えること，③てんかんの外科治療のほか，複数の診療科による集学的治療を行えること

(2) てんかん診療拠点機関の役割：拠点機関は，てんかんに係る次に掲げる事項について適切に行うこと．また，都道府県は適宜，拠点機関の指導・監督を行うこと．

てんかん治療医療連携協議会の設置：拠点機関は，事業の実施に際して有識者などで構成するてんかん治療医療連携協議会(以下「協議会」という)を設置する．

i） 協議会の構成：協議会は以下の構成で行う．なお，協議会の事務局は都道府県および拠点機関とする．

ア　てんかん治療を専門的に行っている医師　3名程度

イ　都道府県　2名程度

ウ　精神保健福祉センター，保健所(1か所)　2名(各1名)程度

エ　てんかん患者およびその家族　2名(各1名)程度

※てんかん対策に資するものとして，必要に応じ上記以外の者を加えても差し支えない．

ii） 協議会の役割：協議会は，拠点機関における事業計画の策定，事業の効果の検証，問題点の抽出などを行うとともに，必要に応じ，拠点機関に対し提言などを行う．

iii） 事業の効果の検証：協議会は，てんかん対策の効果が検証可能なものとなるよう，事前に効果の指標を設定し，その指標に基づいて対策の効果を評価するものとする．なお，指標の評価にあたっては，少なくとも次の事項を含めること．

ア　拠点機関における相談件数〔相談者の属性・相談内容・相談方法別(訪問・電話・メールなど)〕

イ　相談後の対応方法(相談のみ，医療機関につないだなど)

ウ　患者属性(性・年齢別，発作型分類，外来・入院別，初発年齢など)

エ　受診後の患者への対応方法(外来での内服コントロール，入院での内服調整，外科治療など)

オ　治療期間(治療終了，治療中，治療中断別)

カ　その他必要な事項

(3) てんかん診療拠点機関の業務：拠点機関は，協議会において策定された事業計画や提言などを踏まえ，おもに以下に掲げる業務について実施する．

i） てんかん患者およびその家族への専門的な相談支援および治療

ii） 管内の医療機関などへの助言・指導

iii） 関係機関(精神保健福祉センター，管内の医療機関，保健所，市町村，福祉事務所，公共職業安定所など)との連携・調整

iv） 医療従事者，関係機関職員，てん

かん患者およびその家族などに対する研修の実施

v） てんかん患者およびその家族，地域住民などへの普及啓発

vi） 協議会の運営

vii） 協議会で定める指標に必要な数値などの集計・整理

viii）その他てんかん対策に必要な事項

(4) てんかん診療支援コーディネーターの配置：拠点機関は，上記(3)に掲げる業務を適切に行うため，てんかん診療支援コーディネーター(以下「コーディネーター」という)を配置する．なお，コーディネーターは，当該拠点機関に従事する者であって，以下の要件を備えている者であること．

・精神障害者福祉に理解と熱意を有すること

・てんかん患者およびその家族に対し，相談援助を適切に実施する能力を有すること

・医療・福祉に関する国家資格を有すること

また，コーディネーターは，おもに上記(3)のiii)の業務を担うものとする．

(5) 全国拠点機関との連携：拠点機関は，国が別に指定する全国拠点機関と密接に連携をはかり，情報を共有するとともに，全国拠点機関の求めに応じ協力に努めること．

2 てんかん診療支援コーディネーター認定制度

てんかん地域診療拠点のてんかん診療コーディネーターは，医療系国家資格が必須とされているが，相談内容と人選の点，雇用費用の点でいずれの施設も非常に苦労しており，常勤での専任は困難な状況である．看護師などの時間採用や，サポートセンターや医療ソーシャルワーカーなどの他の業務との併任業務が現実の状況である．また，てんかん診療支援コーディネーターの業務内容と診療行為との線引きは困難なことが多いのが現状である．これらの状況を踏まえ，全国てんかん治療医療連携協議会でのアンケート調査ならびに提案をもとに，てんかん診療支援コーディネーターが果たすべき具体的な役割・定義について改めて提言し，てんかん診療支援コーディネーター認定制度を2020年度から開始した．てんかん診療支援コーディネーターの具体的な業務としては，①てんかん患者およびその家族への専門的な相談支援および助言，②管内の連携医療機関などへの助言・指導，③関係機関(精神保健福祉センター，管内の医療機関，保健所，市町村，福祉事務所，公共職業安定所など)との連携・調整，④医療従事者，関係機関職員，てんかん患者およびその家族などに対する研修の実施，⑤てんかん患者およびその家族，地域住民などへの普及啓発である．てんかん支援事業では，てんかん診療支援コーディネーターが中心となることが期待されている．

▶ 文献

1) NCNPてんかん全国支援センター：てんかん診療支援コーディネーター認定制度について https://www.ncnp.go.jp/epilepsy_center/coordinator.html(2021年10月25日アクセス)

(中川栄二)

てんかん地域診療連携体制事業とは何ですか？

Keyword：てんかん地域診療連携体制事業，てんかん地域連携診療拠点，てんかん地域診療コンソーシアム

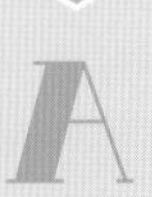

てんかん地域診療連携体制事業とは，各都道府県でてんかん地域診療拠点機関を指定し，専門的な相談支援，他の医療機関，患者の家族との連携・調整をはかり，てんかんに関する普及啓発活動を行うことを目的とする事業です．

てんかんは，小児から高齢者まで，どの年齢でも誰でもが発症する可能性がある患者数の多い病気（0.8～1%：日本約 100 万人）である．特に高齢者の発症率は高く，高齢者人口の増加しているわが国では，今後さらにてんかん医療の必要性が増加する．てんかん患者の 7～8 割は適切な内科的・外科的治療により発作が抑制され，日常生活や就労を含む社会生活を営むことが可能である．しかしながら，わが国では成人てんかんを診る専門医が不足しており，てんかんに対する知識不足と偏見から，患者の社会進出が妨げられている．成人科は，脳神経内科・脳神経外科・精神科で三分され，小児科と脳神経外科の専門医比率が高く，成人科の専門医が少ないのが現状である．また，てんかん専門医の極端な地域偏在が認められている（図 1）[1]．

1　てんかん地域診療連携体制整備事業

てんかんの患者は約 100 万人と推計される一方，地域で必ずしも専門的な医療に結びついておらず，治療には精神科，脳神経内科，脳神経外科，小児科など複数の診療科で担われている

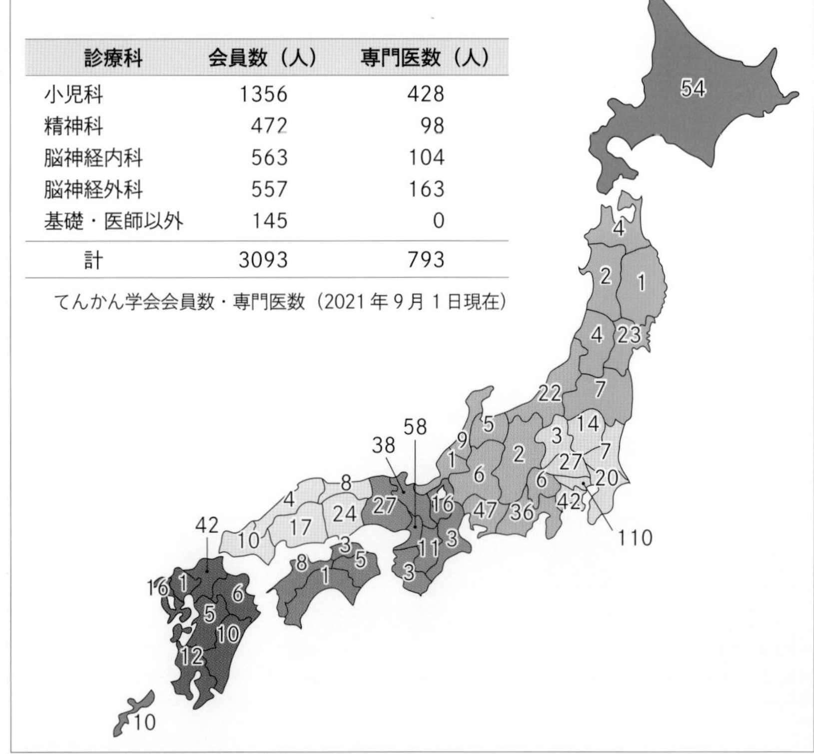

診療科	会員数（人）	専門医数（人）
小児科	1356	428
精神科	472	98
脳神経内科	563	104
脳神経外科	557	163
基礎・医師以外	145	0
計	3093	793

てんかん学会会員数・専門医数（2021 年 9 月 1 日現在）

図 1　都道府県別のてんかん専門医

〔専門別会員・専門医数の推移．2021 年度日本てんかん学会社員総会資料：13-14, 2021 より作成〕

が，まだまだ連携がとりづらい状態にある．また，一般医療機関・医師にてんかんに関する診療・情報などが届きにくく，適切な治療が行われにくい環境に置かれている．こうした背景を踏まえ，2015年度から厚生労働省が8つの都道府県で地域拠点機関を選び「全国てんかん対策地域診療連携整備体制モデル事業」が開始された．地域でてんかんにかかわる医療機関の調整役となる専門医療機関を整備し，てんかん患者・家族が地域で安心して診療できるようになること，治療に携わる診療科間での連携がはかられやすいようにすること，行政機関（国・自治体）が整備に携わることで，医療機関間だけでなく多職種（保健所，教育機関など）間の連携の機会を提供することを目指してモデル事業が開始された．モデル事業での実績を踏まえて2018年度より本事業となった．てんかん整備事業では，てんかん専門の医療機関・専門医が全国的に少ないことが課題の一つであるので，てんかんの専門医療機関数の増加，まずは三次医療圏（都道府県）の設置を目指し，てんかん拠点病院を設置する自治体に対して国庫補助（事業予算の半額補助）が行われている．同年には，てんかん地域連携診療拠点機関として全国で13機関が設置された．おもな事業内容として，てんかん患者・家族の治療および相談支援，てんかん治療医療連携協議会の開催・運営，てんかん診療支援コーディネーターの配置，医療従事者（医師，看護師など）など向け研修，市民向け普及啓発（公開講座，講演，リーフレットの作成など）が行なわれている．2019年になって，てんかん地域連携診療拠点機関は15施設になり2021年には，てんかん地域連携診療拠点機関は24施設になった．本事業は，ピラミッド型の医療連携体制ではなく，複数の医療機関が横に連携して，それぞれ専門とする領域でてんかん診療を支えるコンソーシアム型の連携体制構築を目指している．（図2[2,3]，3[4]）

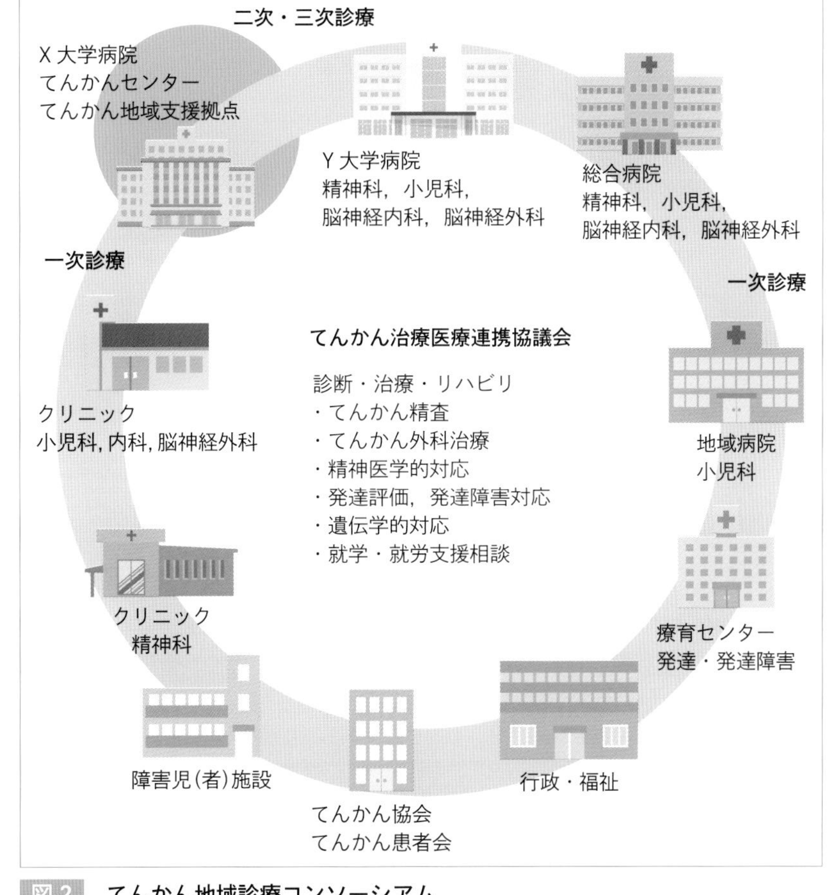

図2　てんかん地域診療コンソーシアム

〔中川栄二：てんかん地域診療連携体制整備事業．精神科 **36**，459-464，2020／中川栄二：てんかん地域診療連携体制整備事業．よりそうてんかん医療－ No One Alone －．クリニシアン **68**：10-16，2020〕

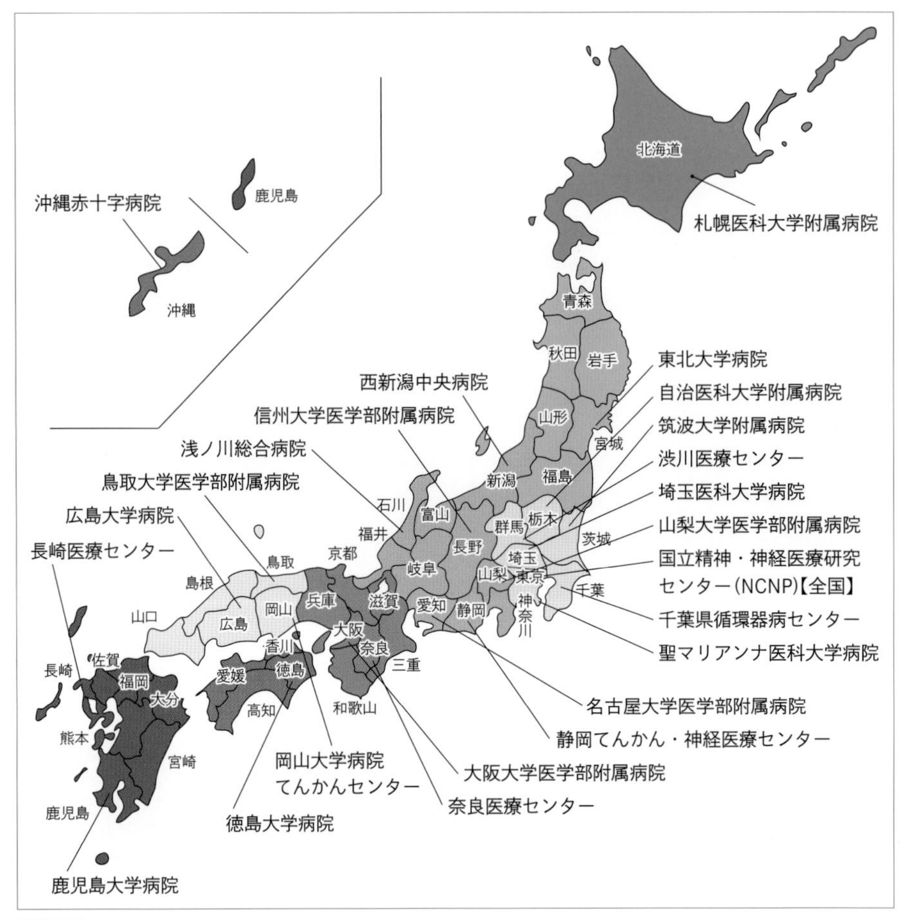

図3　てんかん診療全国拠点機関及びてんかん診療拠点機関(令和3年10月現在)
てんかん全国支援センター(NCNP全国1か所)てんかん支援拠点病院(全国23か所)
〔NCNPてんかん全国支援センター：てんかん支援拠点病院のご案内　https://www.ncnp.go.jp/epilepsy_center/place.html より作成〕

2 厚生労働省：てんかん地域診療連携体制整備事業概要

わが国のてんかん医療は，これまで精神科，脳神経内科，脳神経外科，小児科など数多くの診療科により担われてきた経緯があり，その結果，多くの地域で，どの医療機関がてんかんの専門的な診療をしているのか，患者ばかりでなく医療機関においても把握されておらず，一般の医師へのてんかん診療に関する情報提供や教育の体制もいまだ整備されてはいない状況が続いている．このような現状を踏まえ，てんかん対策を行う医療機関を選定し，選定した都道府県において，てんかんの治療を専門的に行っている医療機関のうち，1か所を「てんかん支援拠点機関」として指定し，専門的な相談支援，他の医療機関，自治体などや患者の家族との連携・調整をはかるほか，治療や相談支援などに携わる関係機関の医師などに対し，てんかんについての助言・指導や地域におけるてんかんに関する普及啓発などを試行的に実施し，集積した知見の評価・検討を行うことで，てんかん診療における地域連携体制の確立を行うことを目的としている．てんかん支援拠点機関の選定については都道府県は，厚生労働省と協議のうえ，てんかんの治療を専門に行っている管内の医療機関のうち，次に掲げる要件をすべて満たす医療機関1か所を支援拠点機関として指定されている．

①日本てんかん学会，日本神経学会，日本精神神経学会，日本小児神経学会，または日本脳神経学会が定める専門医が1名以上配置されていること，②脳波検査やMRIが整備されているほか，発作時ビデオ脳波モニタリングによる診断が行えること，③てんかんの外科治療のほか，複数の診療科による集学的治療を行えること，がてんかん支援拠点機関の要件です．

3 今後の展開方法や課題

てんかんに関する医療・支援ニーズの高さに比べ，専門医療機関・専門医の少なさ，地域による医療の均てん化などが課題であり，課題に対応するため，2015年度からてんかん地域診療連携体制整備事業に基づくてんかん拠点機関の整備が開始されたものの，現在のところ47都道府県のうち23自治体での設置にとどまっています．本事業の主目的であるてんかんの医療均てん化に向けたてんかん拠点機関の整備を進めるためには，①拠点機関の「数」を求めるだけなく，「質」も求める形へ，②第7次医療計画の拠点病院整備の基準として整備を進めていく，③てんかん学会やてんかん協会と連携した取り組みのさらなる構築，④広く一般国民に対して病気の正しい知識と理解を進める力へ，などについて取り組む必要がある．また，てんかんは患者・家族だけでなく広く国民がその病識や生活上の注意点が理解されていれば十分社会生活が営める病気であるにもかかわらず，病気に対する誤解や偏見によって，その活動や生き方が否応なく狭められている．現状ではてんかん全国支援センターおよびてんかん支援拠点機関，日本てんかん学会と関連学会，日本てんかん協会を中心とした普及啓発活動であるが，今後は厚生労働省に加え，地方自治体などの関係機関とも連携したより大きな形で普及啓発活動の展開が望まれている．本事業は義務的事業ではなく裁量的補助事業であることから，地方自治体の予算措置はハードルが高いようである．そのため，引き続き本事業の実績と効果をあげるとともに，広く国民や社会に目に見える形でその成果をアピールしていくことが必要である．

文献

1) 専門別会員・専門医数の推移．2021年度日本てんかん学会社員総会資料：13-14, 2021

2) 中川栄二：てんかん地域診療連携体制整備事業．精神科 **36**, 459-464，2020

3) 中川栄二：てんかん地域診療連携体制整備事業．よりそうてんかん医療－No One Alone－．クリニシアン **68**：10-16，2020

4) NCNPてんかん全国支援センター：てんかん支援拠点病院のご案内　https://www.ncnp.go.jp/epilepsy_center/place.html（2021年10月25日アクセス）

（中川栄二）

72 てんかんセンターとはどんな機能をもっていますか？

Keyword：てんかんセンター，全国てんかんセンター協議会，包括的てんかん専門医療施設

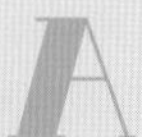

てんかんセンターは，診療科や業種を超えた包括的なチームとして，てんかんの専門的な診断や治療を提供する機能をもちます．

1 てんかんセンターの特徴

てんかんセンターは，てんかんを専門とする神経系の医師（小児科，脳神経内科），脳外科医，心理士，専門の看護師，脳波検査技師，ソーシャルワーカー，その他てんかん患者のケアに経験を有するスタッフが，業種の垣根を越えたチームとして，患者の診断や治療にあたる体制を整えている施設を指す．しかし，わが国では何をもっててんかんセンターとするか，厳密な定義はされていない．てんかんセンターと称する施設の実際の機能には大きな差があるのが現状である．

2 てんかん診療のレベル

アメリカのてんかんセンター協会（national association of epilepsy centers：NAEC）から，てんかんセンターに関するガイドラインが発表されている[1]．ここではてんかん診療のレベルを 4 段階に分けて論じており，その 3 段階目からがてんかんセンターとされる（図 1）．発作を起こした患者は，まず救命救急医もしくはプライマリ・ケア医を受診する（レベル 1）．それから，一般の脳神経内科医もしくは小児科医によっててんかんとしての初期診断と治療が実施される（レベル 2）．日本では，この部分を脳神経外科医や精神科医も担っている．レベル 2 の診療で発作がコントロールされないときは，3 か月以内にてんかんセンター（レベル 3，4）に紹介するよう推奨される．レベル 3 てんかんセンターは一般的なてんかん外科を提供する施設であり，レベル 4 てんかんセンターは頭蓋内電極留置や先進的な画像診断など，より複雑で高度な

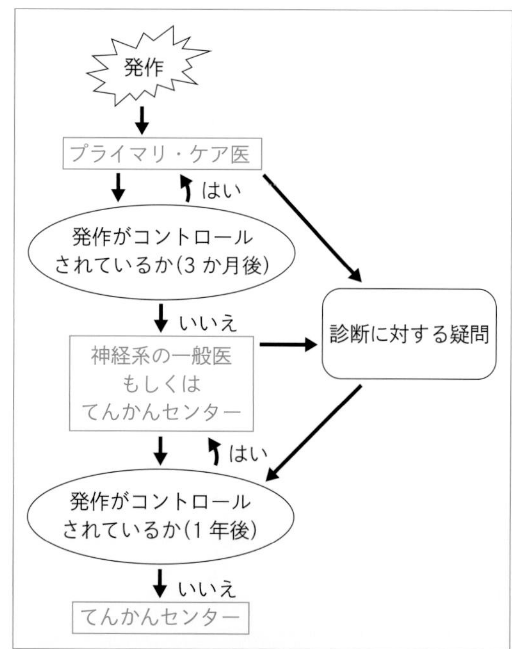

図 1　てんかん患者の診療フローとてんかんセンターの位置づけ
多くのてんかん患者は，薬物治療によって発作がコントロールされ，神経系の一般医によって治療が継続される．発作のコントロールが不十分な患者や診断に疑問がある患者は，てんかんセンターで専門的な診断と治療を受ける．

表1　てんかんセンターの核となるもの

1. 診療科や業種を超えた包括的なチームとしてのアプローチ
2. 長時間ビデオ脳波など，てんかんの電気生理学的診断を行う設備
3. 患者の安全確保に関するプロトコール，診療の質の評価
4. 患者教育

てんかん外科に対応する施設とされる．

表1に紹介する4項目がてんかんセンターの重要な要素とされる．特にこのうち1の包括的アプローチを可能にするのは，専門スタッフの存在である．専門性を求められる領域は表2にあげるよう多岐にわたるが，1つのてんかんセンターが単独でこれらすべてを有していないこともある．しかし，必要なときに他施設の専門スタッフと連携を取るような体制が求められている．

3 わが国におけるてんかんセンター

わが国では任意団体として全国てんかんセンター協議会が存在する(https://epilepsycenter.jp/)．てんかんセンターは，てんかんの三次診療(上記のレベル3以上)を担う施設であり，①複数の診療科による診療科の枠組みを超えたチーム治療，②安全管理に配慮した発作時脳波ビデオモニタリング，③てんかん外科適応の判断と外科治療を必須要件としている．連携する他施設でてんかん外科が実施されるケースも認められている．その他，院内症例検討会の開催，専門医療相談窓口の設置，てんかん指導医(専門医)の配置，脳波室，治療薬物モニタリング，薬剤指導，CT/MRIが施設基準の必須項目に定められている．

日本てんかん学会は，2019年10月に「包括的てんかん専門医療施設」の施設基準を示した．この基準には，長時間ビデオ脳波によるてんかん診断の実績が年間50件以上であること，てんかん手術を常時実施していること，てんかんに併存する精神医学的問題に対する専門的診断および診療を常時実施していること，指定難病や小児慢性特定疾患に合併した難治てんかんの診療を常時実施していることが含まれている．現在の日本のてんかん診療体制を考えると厳しい施設基準だが，てんかんセンターに本来求められる機能である．

表2　専門スタッフを必要とする領域

てんかん外科
迷走神経刺激療法
抗てんかん薬
新しい薬剤や医療機器の治験
ケトン食療法
遺伝学
精神的併存症
妊娠前もしくは妊娠した女性への対応
神経生理学(脳波診断など)
心因性非てんかん発作への対応
てんかん重積への対応
女性，高齢者，小児，発達障害など特別な問題を有する患者への対応
てんかんの画像診断
高次脳機能障害
てんかんの代替療法・補助療法

Q8で述べられているように，わが国では成人てんかん診療の主役を担う診療科がなく，かつ専門医の厚みが乏しい．そのため，小児科のてんかん専門医はいるが成人診療科にはいない，脳外科の専門医はいるが脳神経内科は1名だけ，脳外科医がいないためにてんかんの外科治療が実施できないなどの事情を有するてんかんセンターが数多く存在する．それぞれが理想のてんかんセンターをめざす一方で，現在置かれている環境のなかで施設や医師どおしの連携を通じて，患者に最良の医療を提供する取り組みが求められる．

▶ 文献

1）Labiner DM, *et al.*: Essential services, personnel, and facilities in specialized epilepsy centers--revised 2010 guidelines. *Epilepsia* **51**: 2322-2333, 2010

（岩崎真樹）

てんかんの専門家はどんな人たちでしょうか？

Keyword：てんかん専門医，日本てんかん学会

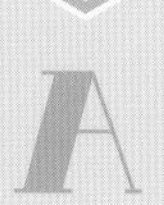

日本てんかん学会が認定しているてんかん専門医がいます．てんかん専門医は小児科，脳神経内科，脳神経外科，精神科の各診療科の専門医であることが条件の一つになっています．いわば脳神経領域の専門医のなかで，さらにてんかん診療に精通している医師といえます．

てんかんは慢性の脳疾患であるので，多くの国では小児患者は小児科医が，成人患者は脳神経内科医がそれぞれ診療の中心的な役割を担い，手術が必要な場合には脳神経外科医，精神科的問題がある場合には精神科医が，それぞれ治療にあたるなど各診療科の役割が区別されている．一方でわが国においては，歴史的経緯からそのような役割分担が特に成人診療においては明確でなく，しばしば「てんかんは何科を受診したらよいかわからない」という患者や家族の声も聞かれる．さらに各診療科の専門医は，必ずしもてんかん診療を得意とはしていないのが現状である．そのため，より専門性の高いてんかん治療を希望する場合には日本てんかん学会が認定しているてんかん専門医がいる医療機関か否かは参考になる．

てんかん専門医制度は 1999 年より始まっているが，当初は「てんかん学会認定医(臨床専門医)」という名称であった．1999 年から 2003 年の 5 年間の移行措置として書類審査だけの認定医認定が行われ，2003 年からは試験制度が開始となり，2008 年から「てんかん専門医」に名称が変更となり，さらに資格申請条件に「基盤となる分野の専門医あるいは指定医などを有していること」が加わった．2011 年からは，てんかん専門医資格を有しており，10 年以上学会員であること，指導医講習会を受講することがてんかん専門医の指導医の資格とされ，研修施設での指導体制が明確となった．

2020 年 11 月現在ではてんかん専門医制度は「てんかんの適切な診断と治療を行うに必要な臨床経験を有する医師を養成し，てんかんをもつ人々の医療に寄与することを目的」とされ，認定条件は，①多くの患者を適切に診療してきた実績と，それに必要な臨床能力を十分備えていること，②てんかん専門医試験に合格すること，となっている．

2020 年 10 月時点で，てんかん専門医は 716

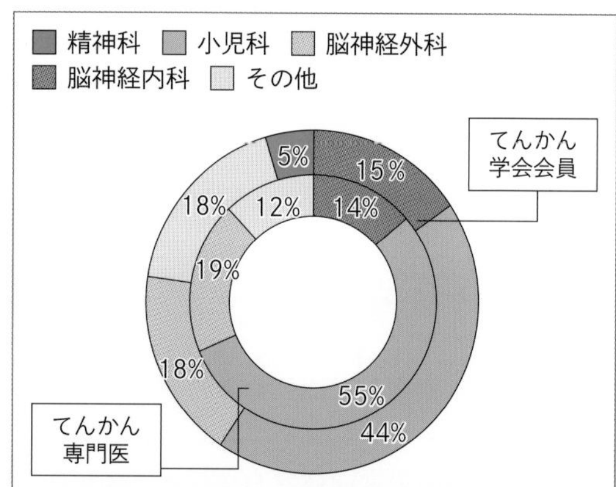

	専門医	学会員
精神科	99	473
小児科	391	1,327
脳神経外科	140	549
脳神経内科	86	553
その他		141
合計	716	3,043

学会員数：2020 年 9 月 1 日現在
専門医数：2020 年 10 月 1 日現在

図 1　てんかん学会の学会員および専門医の診療科別の構成

名である(学会員総数が3,043名であり，全体の24%，図1)．基盤となる所属学会ごとの内訳としては，日本小児科学会391名，日本精神神経学会99名，日本脳神経学会140名，日本神経学会86名である．

てんかん専門医のリストは，日本てんかん学会のホームページに都道府県別に専門医の医師と所属病院が記載されており，専門性の高い病院を受診する際の参考になりうる．

参考文献

・ 池田昭夫・他：日本てんかん学会．神経治療 **35**：17-20，2018
・ 地引逸亀・他：学会認定医(専門医)の始まりから現在．*In*. 日本てんかん学会の歴史－日本てんかん学会50周年を記念して(50周年記念誌編集委員会 編)．30-32，診断と治療社，2016

(谷口　豪)

Index

アルファベット

和　文

い

う・え

お

か

き

け

こ

さ

し

す

せ

た

ち

て

付録

頻度・難易度・Keyword 一覧

Q	項　目	頻　度	難易度	キーワード
	第 1 章　てんかんに関する基礎知識			
01	てんかんとはどんな病気でしょうか？	★★★	★★★	総論，てんかん発作，有病率
02	てんかんの原因にはどんなものがありますか？	★★★	★★★	病因，原因，分類
03	てんかんは遺伝しますか？	★★★	★★★	病因，遺伝，遺伝子
04	てんかんはどのようにして診断されるのですか？	★★	★★	診断，問診，急性症候性発作
05	てんかん発作はどんなものがありますか？(ILAE2017 分類に基づいて)	★★	★★	焦点(起始)発作，全般(起始)発作，てんかんの消失
06	てんかんはどのように分類されますか？(ILAE2017 分類に基づいて)	★★	★★	焦点てんかん，全般てんかん，全般焦点合併てんかん
07	てんかん発作以外の症状はどのようなものがありますか？	★★★	★★	てんかん合併症，知的障害，神経発達症，精神症状
08	てんかんの治療はどの診療科を受診すればよいのでしょうか？	★★★	★★★	診療体制，移行期医療，併存症
09	てんかんのオンライン診療はどんなものがありますか？	★	★★	オンライン診療，遠隔医療，セカンドオピニオン
10	てんかん発作と間違えられることが多い病気はありますか？	★★	★★★	鑑別診断，失神，心因性非てんかん発作
	第 2 章　てんかんに関連する検査			
11	てんかんの問診を受ける際に気をつけたほうがよいことはありますか？	★★★	★★	発作症状，問診，動画撮影
12	脳波検査・長時間ビデオ脳波検査とはどのようなものですか？	★★★	★	脳波，長時間ビデオ脳波，てんかん性異常波
13	画像検査にはどんなものがあり，どんなことがわかりますか？	★★	★★	MRI，PET，脳血流 SPECT
14	抗てんかん薬の血中濃度を測るのはなぜですか？	★★★	★★★	血中濃度，代謝・排泄経路，併用禁忌薬
15	てんかんの検査入院はどういうことをするのですか？	★★	★★★	検査入院，長時間ビデオ脳波，術前検査
16	どうして心理検査をすることがあるのでしょうか？	★	★★★	心理検査，IQ，記憶
	第 3 章　てんかんの薬物治療			
17	どのようなときにてんかんの治療を開始するのでしょうか？	★★★	★★	治療開始，抗てんかん薬
18	どの程度発作がなければ治療を終了できますか？　脳波異常があっても治療を終了できますか？	★★★	★★	治療終結，再発
19	小児のてんかんで，抗てんかん薬はどのように選択されるのですか？	★★★	★	発作型，てんかん症候群

Q	項　目	頻　度	難易度	キーワード
20	成人のてんかんで，抗てんかん薬はどのようにして選択されるのですか？	★★★	★★★	薬物治療，成人，選択薬
21	抗てんかん薬の副作用にはどのようなものがありますか？	★★★	★★★	薬物治療，副作用，催奇形性
22	どうして薬は毎日飲む必要があるのでしょうか？	★★★	★★	薬，定常状態
23	飲み合わせに気をつけたほうがよい薬はありますか？	★★★	★★★	薬，相互作用，血中濃度
24	抗てんかん薬を長く飲んでいることは問題になりませんか？	★★	★	酵素誘導作用，チトクローム P450，副作用
	第 4 章　てんかんの外科治療およびその他の治療			
25	てんかんの外科治療はどのように行われるのですか？	★★★	★★	切除外科，開頭術
26	脳梁離断術，VNS はどのように行われるのですか？	★★	★★★	脳梁離断症状，嗄声，緩和的外科治療
27	外科手術をして後遺症は残らないのでしょうか？	★★★	★★	脳機能部位，術前説明
28	外科手術の適応の有無はどうやって決めるのですか？	★	★★★	外科適応の判断，術前検査，症例カンファランス
29	外科手術で発作が止まれば薬は止められますか？	★★★	★★★	外科手術後の断薬の可能性，抗てんかん薬，再発
30	VNS をした場合には日常生活に影響はありませんか？	★★	★★★	VNS，MRI，磁気
31	食事療法はどのように行われるのですか？	★★	★★	ケトン食療法，修正アトキンス食
	第 5 章　発作時・発作後の対応			
32	病院でてんかん発作が起こった場合，どのように対応すればよいですか？	★★	★★★	観察のポイント，症状の記録，安全確保
33	職場でてんかん発作が起こった場合，どのように対応すればよいですか？	★★★	★	発作時対応，合理的配慮
34	学校でてんかん発作が起こった場合，どのように対応すればよいですか？	★★★	★	安全確保，救急要請，坐薬投与
35	自宅でてんかん発作が起きた場合，家族はどうしたらいいでしょうか？	★★★	★	家族の発作時対応，全身けいれん，家庭内の注意場面
36	保護帽とはどんなものですか？	★★	★	リスク管理，転倒予防
	第 6 章　家庭生活の問題と対処			
37	薬を飲んですぐに嘔吐しましたが，どうすればよいですか？	★★★	★★★	薬，嘔吐，再度服用
38	薬を飲み忘れたのに気づきましたが，どうすればよいですか？	★★★	★★	薬，飲み忘れ，対処
39	国内旅行・海外旅行に行くときに気をつけることはありますか？	★★	★★	旅行，緊急カード，処方証明書
40	食べてはいけないものはありますか？	★★	★★	柑橘類，健康食品，低 GI 食

Q	項　目	頻　度	難易度	キーワード
41	生活習慣が発作に影響を与えることはありますか？	★★★	★	睡眠，疲労，生活リズム
42	アルコールやタバコは大丈夫ですか？	★★★	★★	アルコール，タバコ
43	入浴中の発作に気をつけるポイントはありますか？	★★	★★★	入浴，溺水，環境整備
44	予防接種は受けさせても大丈夫でしょうか？	★★★	★	予防接種
45	テレビゲームはさせないほうがよいのでしょうか？	★★	★	テレビゲーム，視覚誘発発作，光感受性
46	子どもにどのようにてんかんを伝えたらよいでしょうか？	★	★★	病名，告知，自己管理
第７章　社会生活での問題と対処				
47	学校側と話し合っておくことはどんなことでしょうか？	★★★	★★	発作時の対応，安全対策
48	プールは控えたほうがよいのでしょうか？	★★★	★★	発作の危険性，安全対策
49	てんかんが原因で成績が下がることはありますか？	★★★	★★	神経発達症，学習障害，てんかん性脳症
50	てんかんと診断されると，就けない職種はありますか？	★★★	★	就職，資格，QOL
51	就職をするときには病名を告げたほうがよいのでしょうか？	★★★	★★★	病名開示，合理的配慮，障害者雇用促進法
52	就労を支援してくれるようなサービスはありますか？	★★★	★★	障害者雇用，障害者雇用促進法，合理的配慮
53	てんかんと診断されると自動車の運転はできませんか？	★★★	★★★	運転，道路交通法，公安委員会
54	結婚をするときに気をつけることはありますか？	★★	★★★	病名開示，遺伝，催奇形性
55	妊娠する前に気をつけることはありますか？	★★	★★★	妊娠，催奇形性，認知機能障害
56	出産後に気をつけることはありますか？	★	★★★	分娩，出産後，授乳
57	てんかんがあっても保険に入れますか？	★	★★★	生活保障
58	就労したい人が利用できる制度はありますか？	★★★	★★	障害者総合支援法，就労移行支援，就労継続支援
59	収入をサポートしてくれる制度はありますか？	★★	★★	障害年金，生活保護
60	てんかんを発症すると「物忘れ」がひどくなりますか？	★★	★★★	認知機能障害，リハビリテーション
第８章　合併症関連				
61	てんかん患者は発達障害が多いのですか？	★★	★★	自閉スペクトラム症(ASD)，注意欠如多動症(ADHD)，限局性学習症(SLD)
62	高次脳機能障害とはどんな症状ですか？	★	★★	記憶，注意・集中力，遂行機能
63	てんかんに精神症状は合併しますか？	★	★★	精神症状，うつ症状
64	PNES の診断や治療はどうしますか？	★★★	★★	心因性非てんかん性発作(PNES)，病状説明，環境調整

Q	項　目	頻　度	難易度	キーワード
第 9 章　てんかんのリハビリテーション				
65	てんかんのリハビリテーションとは何ですか？	★★	★	リハビリテーション，心理教育，MOSES
66	てんかんについて学びたいときはどうしたらよいですか？（本人）	★★	★★	疾患教育，MOSES，セルフマネージメント
67	てんかんについて学びたいときはどうしたらよいですか？（支援者）	★★	★★	家族支援，心理教育，併存疾患
68	てんかんのある人を応援するようなイベントはありますか？	★★	★	てんかん月間，世界てんかんの日，パープルデー
第 10 章　てんかん診療支援コーディネーター				
69	てんかん診療支援コーディネーターとは何ですか？	★★	★★	てんかん診療支援コーディネーター，てんかん地域診療拠点，認定制度
70	てんかん診療支援コーディネーターに期待されることは何ですか？	★★	★★	てんかん地域診療拠点，包括的てんかん専門医療施設，てんかん診療支援コーディネーター
71	てんかん地域診療連携体制事業とは何ですか？	★★	★★	てんかん地域診療連携体制事業，てんかん地域連携診療拠点，てんかん地域診療コンソーシアム
72	てんかんセンターとはどんな機能をもっていますか？	★	★★★	てんかんセンター，全国てんかんセンター協議会，包括的てんかん専門医療施設
73	てんかんの専門家はどんな人たちでしょうか？	★★★	★	てんかん専門医，日本てんかん学会

患者のギモンに答える！
てんかん診療のための相談サポートQ&A　ISBN978-4-7878-2501-8

2021年12月20日　初版第1刷発行

編　集　国立精神・神経医療研究センター病院　てんかんセンター
発行者　藤実彰一
発行所　株式会社　診断と治療社
〒100-0014　東京都千代田区永田町2-14-2　山王グランドビル4階
TEL：03-3580-2750（編集）　03-3580-2770（営業）
FAX：03-3580-2776
E-mail：hen@shindan.co.jp（編集）
eigyobu@shindan.co.jp（営業）
URL：http://www.shindan.co.jp/
表紙デザイン　株式会社ジェイアイプラス
イラスト　小牧良次（イオジン）
印刷・製本　日本ハイコム株式会社